病気にならない「ゆず」健康法

岡山栄子 著
山分ネルソン祥興 監修

PHP文庫

○本表紙図柄＝ロゼッタ・ストーン（大英博物館蔵）
○本表紙デザイン＋紋章＝上田晃郷

はじめに

あなたは「ゆず」がお好きですか？「ゆず」について考えたこともないという方がほとんどかもしれませんね。

植物療法を軸にセラピーの仕事に就いて十八年間、ハーブやアロマオイルを使ってきました。以前の私は、ゆずに対して好きとか嫌いとかいう特別な感情はなく、ポン酢に入っている風味ぐらいにしか思っていませんでした。

もともと肌が敏感なので、寒い季節にお風呂屋さんに行って浴槽にゆずがプカプカ浮いている「ゆず湯」に浸《つ》かると、肌がチクチクして痒《かゆ》くなるので、冬至にゆずを買って自宅の浴槽に入れたこともありません。

お料理に使うためにスーパーや八百屋さんでゆずを買っても、果汁を搾《しぼ》って皮をちょっと風味で使う程度で、残りは捨てていました。ゆずの健康成分について十分知った今から思えば、「もったいないことをしていたなぁ」と後悔しています。

私の仕事のコンセプトは、「ゆらぎスタイル～自然と調和して内側から健康を～」（ショップの名前にもしています）で、理念は「植物の力を活用して、自然のリズムと調和し、心豊かな暮らしを提案する」ことです。地元箕面市《みのお》（大阪府）では心身の健康予防セミナーを開催したり、お客様のライフスタイルに合わせて予防ケアや栄養サポート・セルフケアの指導を提供しています。

セラピーサロンというと、エステのような美容目的のイメージを抱かれますが、「ゆらぎスタイル」には、がんや脳の疾病《しっぺい》等の突然の大病を患《わずら》い、退院はしたものの社会復帰するまでの病後回復期の体調を整えるためとか、具体的な健康のサポートを希望される様々な方が来られます。

再発の不安を抱えながら暮らすご本人やご家族が、自分たちでできる予防ケアを学びに来られたり、最近では病気の後遺症を少しでも改善したい、とリハビリと併用して私共のケアを活用される方が増えました。だからますます、セルフケアに役立つ万能な薬用植物を探し求めていました。それなのに、身近で当たり前に存在していた「ゆず」の効果をまったく知らなかったのです。

数年前まで「ゆず」にまったく興味がなかった私が、今は毎年冬の収穫期には産地の山奥に籠《こも》り、果汁を搾った後のゆず皮や種、袋やスジの部分を余すことなく保管する作業に必死になっています。アロマオイルを蒸留したり、フリーズドライ加工して保存したり、そこまで「ゆず」に入れ込んだ経緯は、本書で詳しくお話ししますが、毎日現場でゆずを活用すればするほど、その効果に驚いています。

日本人が千年以上食べ続けてきた歴史を持つ「ゆず」の秘めたるパワーは、きっとあなたの心と体を老化から守り、生活の質の向上に役立つと自信を持っておすすめします。

忙しい現代人の暮らしになじみやすいように、簡単・手軽・効果的なゆず活用レシピ、介護現場やサロンでお客様から喜ばれている効果的な使い方、そして次々と報告されている各研究機関の実験報告も併せて、最新情報をもとに、本書にまとめました。

昔の人がなぜ「ゆずは捨てるところがまったくない」と語り継いだのか、その理由をご理解いただけると思います。古くて新しいゆず活用法で「もう老化なんて怖くない！」と感じていただければ嬉しいです。

ゆずの花言葉＝「健康美」。

ゆずパワーで健康的に美しく、あなたらしさをイキイキと輝かせてください。

目次

病気にならない「ゆず」健康法

第一章

なぜ「ゆず」が体を癒すのでしょう

第二章

あらゆる病気に対応！　最強の「ゆず」効果

第三章

いくつになっても美しい肌、すこやかな体調

第四章

料理に、飲み物に、お肌のケアに～実践活用術

第五章 ゆずと日本人の暮らし

第一章

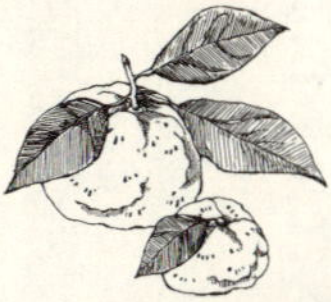

なぜ「ゆず」が体を癒すのでしょう

ほかの柑橘類とは違う「ゆずパワー」

ゆずはこんなにすごいスーパー果実

古くには薬用としても使われてきたスーパー果実・ゆず。飛鳥時代や奈良時代の文献には早くも栽培の記録があるといわれます。昭和のころまでは、大きなお屋敷の庭では、ゆずの木に実がなっているのをよく見かけませんでしたか？　日本人には古くから身近な食材として食べられてきた果物なんです。

ゆずの収穫期は、十一月下旬から翌一月にかけてですが、今ではその香りを添加した「ゆずポン酢」のような商品で、季節のさわやかな香りをいつでも楽しめるようになりました。それだけ今でも日本人の生活に深く入り込んでいるのに、ゆずの健康効果は、意外に知られていません。ゆずは、美容と健康が気になる人にとっては、あらゆる栄養素が一気に摂れる食べ物であり、医療や美容の世界でも急速に注目が集まっているのです。

ビタミンCたっぷり!

「ビタミンC」は、レモン、みかん、オレンジなど多くの柑橘《かんきつ》類に含まれている、おなじみの栄養素です。もちろん、ゆずもビタミンCが豊富。しかもレモンに比べて一・六倍、一般的に含有量が多いと言われているスダチと比べても一・四五倍ものビタミンCが含まれているのです。

免疫力を高めて細菌やウイルスへの抵抗力を強化する役割を持ち、メラニンの生成を抑えて皮膚の色素沈着を防止する作用、活性酸素の働きを抑える抗酸化作用、鉄分の吸収を助けて貧血を予防する作用、動脈硬化症などの各種生活習慣病の予防、がん予防など、ビタミンCは人間が健康に暮らしていくのには欠かせないビタミンです。ただ熱に弱く、水に溶けやすいので、摂取してもすぐに体外に出てしまうという欠点があります。

ビタミンCを助ける「ビタミンP」を摂れる！

ところが、ゆずなどの柑橘系の果物の「苦味」の部分、つまり果肉以外の皮や筋などに、**ビタミンCが壊れるのを防ぐ「ヘスペリジン（ビタミンPの一種）」が豊富に含まれる**ことが最近注目されています。

このビタミンPは、一般にはあまり知られていませんが、壊れやすいビタミンCの働きを助ける物質で、柑橘類の特に薄皮に多く含まれます。ビタミンCを安定させ、さらにビタミンCの優れた抗酸化作用を発揮させる役割を持つほか、毛細血管の血管壁を緻密《ちみつ》にし、**血圧上昇抑制作用、血中の中性脂肪の抑制、脳出血などの脳血管疾患の予防**などの作用を持つとされています。ゆずを果汁だけ搾って捨ててしまうのではなく、工夫して丸ごと食べれば、ビタミンPを効率的に摂取することが期待できるのです。

すっぱい効果で疲労撃退

古くから使われてきたゆず果汁を使った食酢、いわゆるゆずポン酢にも健康にうれしい作用があります。ポン酢に多く含まれる「クエン酸」は細胞の代謝を活性化し、**体を疲れにくくする**と言われています。

また、ふわりと香って、すぐ消えてしまうゆずの香り。長く香りが続かないのが、天然ゆずの香りの特徴です。この香りには**ユズノン**という元気になったり、疲れをとったりする成分が含まれています。

アロマテラピーなどでは、「香り」によって気分を落ち着かせたり、集中力を高めたりといったメンタル面でのアプローチが多いようですが、ゆずの「香り」には身体面でも健康をサポートしてくれる成分があることがわかってきています。

老化で生じる様々な病気予防にも

また最近の研究では、**認知症予防にも効果**がある可能性がでてきたほか、患者の約七五％が女性と言われる**骨粗しょう症**、年々患者数が増加している**高血**

圧や糖尿病などへの効果も期待できると言われています。

ゆずで発がん予防効果や肝機能強壮作用

ゆずのさわやかな香りの中にも様々な成分が含まれています。そのなかのひとつ、ほかの柑橘類にも含まれている香り成分「リモネン」にはなんと発がん抑制作用や肝機能強壮作用が期待できると言われているのです。

女性にうれしいダイエット&美容効果も

ゆずには、健康だけでなくダイエットや美容にうれしい栄養素も含まれています。例えば、ダイエット効果が期待できる「オーラプテン」、シミやクスミの改善効果が期待できる「βクリプトキサンチン」などが含まれており、ハリのある肌を維持するために欠かせない抗糖化の効果や保湿効果も認められています。

また、私の仕事のひとつである化粧品開発で細胞実験を研究所に依頼した結果、美白・美肌にゆず種エキスが、美肌にゆず果皮エキスが有効と証明されました。美容を気にする人には見逃せない効果があるのです。

「果皮」も重要！　こんな効果が期待できます

果皮の部分には、「葉酸」「カロテン（βカロテン）」「ビタミンE」「パントテン酸」といった成分も含まれています。

●葉酸　赤血球やヘモグロビンを作るのに大切な働きをする物質。特に妊娠中は胎児の成長のために通常の二倍摂取する必要があると言われています。

●カロテン（βカロテン）　にんじんなどにも含まれる、橙《だいだい》や黄色の色素成分。目にいいビタミンとしても有名です。体の中でビタミンAに変化するので、「プロビタミンA」とも呼ばれています。

●ビタミンE　さびない身体を作るために必要な強い抗酸化作用があると言われています。

●パントテン酸　動脈硬化予防にいいとされており、善玉コレステロールを増やし、悪玉コレステロールは減らす働きがあります。

また、ゆずの香りにも豊富な成分が含まれています。例えばリモネンやユズノンなら血液浄化作用、リナロールなら抗菌作用や脂肪分解作用など、香りだけでも様々な作用が期待できるのです！

ゆずは「丸ごと」食べてこそ、健康に効く

捨てるところなし！　丸ごと使えるゆず

栄養満点のゆずは、皮から種まで捨てるところがない果実です。でも、実際には、皮だけ、果汁だけ……と一部だけ使い、残りは捨てられているのが現状です。どこにどんな栄養成分が含まれているかを知れば、きっとゆずを捨てるのが「もったいない！」と思うようになりますよ。

それでは、ゆずのそれぞれの部分ごとにその効果を紹介しましょう。

皮の部分

アロマオイルの成分が詰まっているのが、皮の部分です。蕎麦《そば》などの香りづけに使われていたり、昔は風邪薬としても利用されていました。ここに含まれている豊富な栄養成分によって、毛細血管の働きがよくなり、肌荒れや冷えにも効果的なのです。

（皮に含まれる代表的な栄養素）

- シミ・クスミ改善にいいと言われる「βクリプトキサンチン」
- 鎮静作用や脂肪分解作用が期待できる「リモネン」「リナロール」
- メタボ予防への働きやがん抑制作用が期待されている「オーラプテン」
- 血圧上昇抑制、脳卒中や心筋梗塞の発作予防への働きが期待されている「ヘスペリジン」
- 抗酸化に欠かせない「ビタミンC」

●ダイエット効果、認知症予防、がん抑制作用などが期待されている抗酸化物質「ナリンギン」

また、アロマオイルと呼ばれる精油も皮の細胞に含まれています。

皮と実の間にあるワタの部分

皮と実の間、そして実と実の間にある白いワタの部分も栄養がたっぷり。特に「ヘスペリジン」「ピネン」が豊富で、炎症を抑えたり、血圧の上昇を抑えたりする作用があります。皮と一緒に摂れば、ビタミンCとの相乗効果で小じわを防いでくれたり、シミ・ソバカスを薄くしたりする働きも期待できるのです。

(ワタに含まれる代表的な栄養素)

●うるおい美肌が期待できる「ペクチン」

●血圧上昇抑制、脳卒中や心筋梗塞の発作予防の働きが期待されている「ヘスペリジン」

●がん抑制作用が期待できる「ピネン」

また果皮と薄皮を結ぶ白いスジがありますよね。これは正式名称を「アルベド」と言い、栄養を果実に届ける働きをしています。スジや薄皮、袋の部分には食物繊維やビタミンのほか、「ヘスペリジン」が豊富に含まれています。その量は果実に対して、袋の部分で五〇倍、スジの部分は一〇〇倍ともいわれているんです。

実の部分

ゆず酢を作ったり、ゆずジュースを作ったりするときに利用するのが、果実部分。ここに多く含まれている栄養素は、酸っぱいイメージにぴったりのビタミンCです。

（実に含まれる代表的な栄養素）

●抗酸化に欠かせない「ビタミンC」
●体を疲れにくくすると言われている「クエン酸」

種の部分

通常なら捨てられてしまう果実の種ですが、ゆずの種を捨てるのはお宝を捨てるようなもの。アロマオイルを作るときに搾り出す精油成分も、実は皮の部分よりも種の部分のほうが多く含まれているのです。

例えば苦みを感じさせる成分のひとつで抗菌作用やがん抑制作用などが期待されている「リモニン」は、果汁に比べて一八〇〇倍も含まれているのです！

また種には、美白作用、コラーゲン活性作用、皮膚のターンオーバー促進作用、保湿作用、抗ストレス作用、血流改善作用、メタボリックシンドローム予防作用など、たくさんのうれしい作用が報告されています。

(種に含まれる主な栄養素)

ゆずの断面図と各箇所に含まれる成分

種

抗酸化成分
リモニン

香り成分
精油、リモネン

苦み成分
ヘスペリジン
(ビタミンPの一種)

うるおい成分
ペクチン

皮

香り成分
精油、ノミリン、ユズノン、リモネン、
リナロール、シトラール

色素成分
Bクリプトキサンチン、カロテノイド

抗酸化成分
パントテン酸、オーラプテン

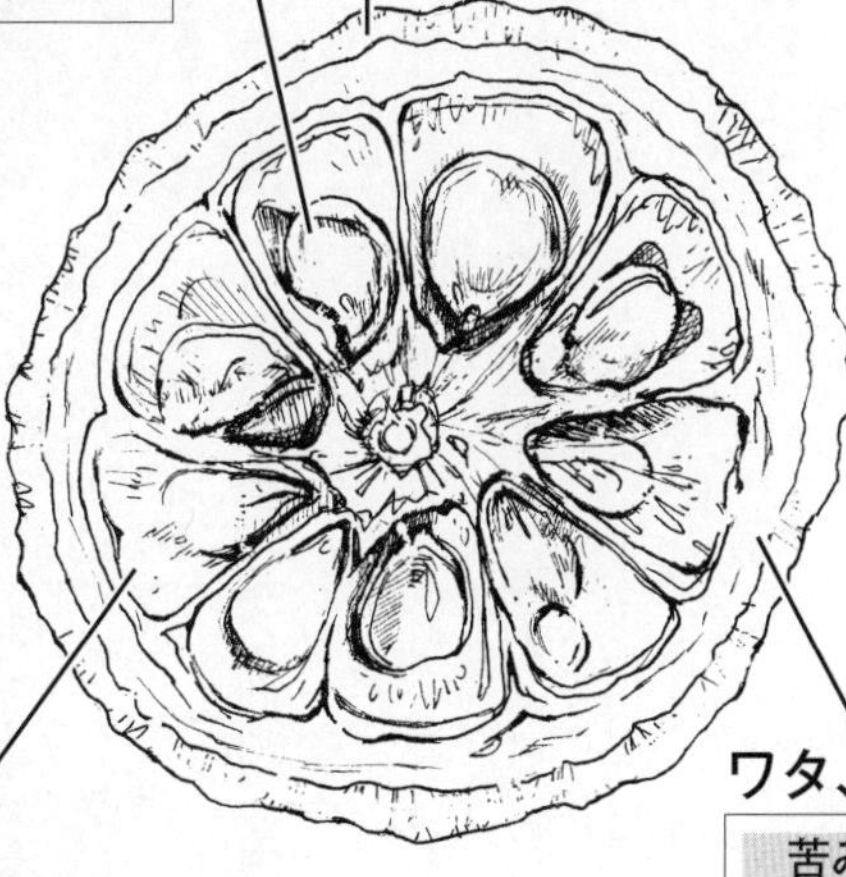

実（果汁）

ビタミンC、クエン酸

ワタ、袋、スジ

苦み成分
ヘスペリジン
(ビタミンPの一種)

うるおい成分
ペクチン

抗酸化成分
ピネン、ナリンギン

●種の周りを包むのは、うるおい美肌が期待できる「ペクチン」
●種の中には、血圧上昇抑制、脳卒中や心筋梗塞の発作予防の働きが期待されている「ヘスペリジン」
●強い抗酸化作用を持つと言われる「フラボノイド」
●香りのもととなる精油成分、殺菌、抗炎症作用、がん抑制作用などを持つと言われる「リモニン」「リモネン」

知ってびっくり！　ゆずのスゴイ栄養素たち

「苦味」にこそ健康成分が！

一九九〇年代にアメリカ国立癌《がん》研究所がすすめた「デザイナーズフーズ計画」には、がん予防に効果が期待される四〇種もの食品のなかに、柑橘類ががん予防に効力のある食品として複数紹介されています。

柑橘類に含まれる発がん抑制の成分は、リモノイド類・ヘスペリジン（ビタミンP）・リモネンだと紹介されていて、なんと、ゆずはその全てを含んでいるのです。特にリモノイドは、柑橘類に含まれる苦味物質で、リモニン、イソリモニン、ヒドロリモニン酸などの総称です。

夏みかんなどを食べたときに、果肉以外のところを「苦い」と感じることってよくありますよね。あの「苦味」が第七の栄養素のひとつとして注目され、研究が進み有効性が次々と報告されて期待が寄せられています。

さらに**炭水化物**（**炭水化物＝糖質＋食物繊維**）、**脂質、タンパク質、ミネラル、ビタミンの五大栄養素に続く「第六の栄養素」として推奨されている食物繊維**「ペクチン」も含まれています。

第七の栄養素「ファイトケミカル」もたっぷり

「ファイトケミカル」とは、野菜、果物、豆類、芋類、海藻、お茶やハーブなど、植物性食品の色素や香り、アクなどの成分から発見された化学物質です。「ファイトPhyto」はギリシャ語で植物のこと（欧州ではフィトと呼ばれています）、「ケミカルchemical」は化学成分のことです。つまり、**植物由来の化学成分を意味する「抗酸化物質」**です。

抗酸化力、免疫力のアップなど、健康維持・改善に役立つのではないかと期待され、研究が進んでいます。もちろん**「ファイトケミカル」**は今、美容業界でも注目されています。

自分の意志で行動できる動物とは違い、植物は生まれた場所で生き続けなければなりません。そのため外敵である虫や紫外線などから、自分の身を守るためにこの成分を作り出したのではないか、と言われています。私たち人間や動物は作り出すことができないそうです。

優れた抗酸化作用を持っているので、近年では先に述べた「食物繊維」に続いて、ファイトケミカルは**「第七の栄養素」**などと呼ばれています。

食べなければ生命が維持できない、といった必須の栄養素ではありませんが、積極的に摂ることで活性酸素の除去作用や免疫力アップが期待できるわけです。生活習慣病やエイジングケアへの活用ができるのではないかと研究が進んでいます。今判明しているだけで、およそ一五〇〇種類あるのですが、まだまだ未知の成分も多く、一説には一万種類以上あるのではとも言われているのです。

栄養素について

炭水化物・たんぱく質・糖質
3大栄養素

↓

＋ビタミン・ミネラル
5大栄養素

↓

＋食物繊維
6大栄養素

↓

＋ファイトケミカル
7大栄養素

※ファイトケミカル
ポリフェノール・カロテノイド・リモノイド・ビタミンP等

ファイトケミカルの中でも特に注目「抗酸化力」

私たち人間は、毎日酸素を吸って生きています。取り込んだ酸素を使い、エネルギーを作っているのです。でも取り込まれた酸素の一部は活性酸素になってしまいます。活性酸素は、体内に入ったウイルスなどを撃退してくれるため、体内にある程度は必要なものですが、必要以上に増えると様々な病気や老化の原因になると言われています。がんや生活習慣病とも密接に関係しているそうです。

もちろんゆずにも「ファイトケミカル」と呼ばれる成分が、たくさん含まれています。

ゆずには数多くの健康&美容成分が含まれていますが、その中でも注目したいのは以下の四つ。どんな作用が期待できるのか、見てみましょう。

（ゆずに含まれている主な「ファイトケミカル」と期待できる効果）

【ヘスペリジン】

抗酸化作用があると言われている成分の中でも今注目を集めている「ヘスペリジン」。ビタミンPの一種でゆずの中には、レモンやスダチの三倍、カボスの六倍、そしてみかんと比べると二〇倍も含まれています。フラボノイド類のフラバノンというポリフェノールのひとつです。

抗酸化作用以外にも、毛細血管の強化、血中コレステロール値の改善、血流促進、抗アレルギー作用、がん抑制作用、高血圧改善、糖尿病予防や改善効果など、様々な効果や作用が研究で発表されています。

【ナリンギン】

ゆずの白い部分を食べたことがありますか？　食べてみると苦みを感じると思います。これは苦み成分「ナリンギン」が含まれているからです。

フラボノイド類フラバノンと呼ばれるポリフェノールのひとつで、様々な研究報告の中で、脂肪分解作用、脂質異常の改善、認知症予防、がん抑制作用、アレルギー症状の緩和などが報告されています。

【オーラプテン】

香り成分のひとつクマリン類の「オーラプテン」は、主に果皮の中に含まれています。なぜか果汁には、ほとんど含まれていないそうです。近年では、食品由来のがん抑制物質としてトップクラスの効果があるという研究結果もでている注目の成分です。また脂肪細胞から分泌されるアディポネクチンというタンパク質を増やして脂肪を燃焼させたり、インスリンの働きを高めて糖尿病を防いだり、血管を修復して動脈硬化を防ぐと報告されているのでメタボ予防に効果が期待できます。

【ペクチン】

ゆずから種を取り出すと、まわりがヌルヌルしていますよね。このヌルヌルこそが「ペクチン」です。水に溶けるタイプの食物繊維で、植物の細胞をつなぎ合わせる役割を持っています。摂取することで、**整腸作用や悪玉コレステロール抑制作用のほか、美肌効果として保湿作用や肌の保護作用が期待できます。**

食品や化粧品、医薬品の添加物としても利用されているんですよ。

粉状にする、鍋に入れるなどして、上手に摂取！

ファイトケミカルは、食物繊維などの固い細胞に守られた内部に存在しているので、包丁で切り刻んだくらいでは壊れない丈夫なものです。これらの成分を摂るためには、**フードプロセッサーやすり鉢などで細かく粉砕しましょう。**

またファイトケミカルは**熱に強い**という特徴もあります。加熱調理すれば、細胞の外まで成分が溶け出すので、スープや味噌汁、鍋料理に加えてみてください。ファイトケミカルを効果的に摂取できます。

毎日手軽に活用できる方法は、第四章で紹介していますので、ぜひ参考にしてみてください。

癒し効果抜群！　ゆずの香り

ゆずの香りは、家族みんなで楽しめる

セラピーの仕事では、様々なエッセンシャルオイル（天然精油）を使います。香りはその人の好みがはっきり出ますので、Aさんが好きな香りでもBさんには不快で嫌な臭いに感じることもあります。同じひとつの屋根の下で暮らす家族の場合、これが結構ストレスになったりするのです。

この仕事を始めた当初、意外なことを発見しました。アロマテラピーで癒しの香りの代表といえばラベンダーですが、実は、苦手だと感じている人が多いのです。

特に高齢者は顔を歪《ゆが》めて嫌がる人が少なくありません。家族全員が好き！と感じる香りを探してきましたが、これがなかなか難しい……。

ゆずからエッセンシャルオイル（天然精油）を蒸留するようになり、様々なところで香りを散布していますが、ゆずの香りは今まで「嫌い」「苦手」と言われたことがないことに驚いています。

石油原料を使用して抽出しているアロマオイルも！

今では生活雑貨店、コスメショップ、バラエティーショップなど、様々な店舗で販売され手軽に買えるようになった天然精油（アロマオイル）ですが、そもそもアロマテラピー（芳香療法）は、香りによる精神的な至福感・安らぎ・リラックスを目的としたイギリスの療法です。アロマオイルに関しては抽出法も様々で、薬剤を使用するような溶媒抽出法やアンフルラージュ法（冷浸法。固形の動物性油脂に芳香成分を吸着させる方法）も行われています。溶媒抽出法ですと、少ない植物原料から大量に芳香成分が抽出できます。安価なアロマオイル商品を販売することが可能なのは蒸留方法が違うというのも理由の一つだといえます。

ただし、溶剤に石油原料を使っている可能性が高いアロマオイルを室内で加熱して揮発させるのはどうかと私は懸念しています。

これに対してフランスから継承されるフィトセラピーでは植物が生み出す最終代謝産物と呼ばれる機能性「香り成分」「抗酸化成分」「細胞修復作用成分」「抗菌作用」など有効成分を活用して、自然治癒力を高めるケアが目的の療法ですから、オイルの抽出方法も水蒸気蒸留法か圧搾法の二種類と厳しく定められています。

このあたりの情報が曖昧《あいまい》なままアロマテラピーは日本でブームとなってしまったため、香りを楽しむ目的のアロマオイルと、植物の有効成分を抽出した一〇〇%ピュアなエッセンシャルオイル（天然精油）が混在してしまっているのが、日本のセラピーの現状です。

消費者にはこの区別を見極めることは難しいですし、販売している店舗スタッフもあまり理解せず接客していることが多く、アロマテラピーブームの伸び率と比例してトラブルも増加しているのが残念で仕方ありません。

もし、これからあなたが、植物の力を活用して心身の健康維持を目的としたアロマオイルを購入する時には、どんな蒸留法で抽出されたのか確かめるように心掛けてくださいね。

私の職場「ゆずファクトリー」では、水蒸気蒸留法で「ゆず精油」「ゆず芳香蒸留水」を抽出しています。

柑橘類は圧搾法で抽出されるものが大半ですが、実生《みしょう》ゆずはさすが十八年もかけて果実を実らせるだけあって、そんな簡単に細胞壁が壊れません！　精油成分が細胞から遊離しにくいので圧搾法では抽出できませんでした。

二十キロのゆず果皮を粉砕して蒸留装置に入れ、蒸気に溶けた精油成分が抽出される量はわずか二十ミリリットル、ゆず芳香蒸留水は二十〜三十リットル抽出されます。

果皮全体に千分の一しか含まれていない希少な精油を蒸留する作業の時に広がるゆずの香りは、周辺のお店や地域の方から「癒されて元気になれる」ととても喜ばれ、近所の介護施設の歩行リハビリ散歩コースにもなっています。

ゆずの香りの特徴

全体の六〇％以上を占めるのが、モノテルペン類の「リモネン」で、ごく微量ですがフェノール類の「チモール」、アルデヒド類の「シトラール」が含まれています。しかしこれらの成分は、ゆずを特徴的にあらわした香り成分ではありません。

これまで長い間、大きな謎とされてきたゆずらしさを決定づける重要香気成分（果実や植物らしさを決める香り成分のこと）が最近、発見されました。

一個のゆずに百万分の一グラムしか含まれていない重要香気成分が、「ユズノン」です。ごく微量でも非常に強い香りが特徴です。

野生に近い環境で育つ「実生ゆず」は、厳しい自然環境に耐えて生きていくため、細胞が複雑で、香りを構成する成分は三五〇種類以上もあると報告されています。

「ユズノン」は、果汁や皮からは発見されず、黄色い皮の中の油胞と呼ばれるカプセルにだけ含まれています。このカプセルを包む細胞壁を壊して、遊離しなければユズノンは抽出できません。

ミカン、レモン、グレープフルーツ等、多くの柑橘類がある中で、特にゆずの香りが世界から高く評価され、注目を集めている理由は、「ユズノン」にあったということが明らかになりうれしい限りです。

ゆずの香りに秘められた、スゴイ効果

アロマテラピーでも注目されているゆずの香りには、様々な効果が期待できます。

「え！　香りを嗅ぐだけで⁉」と思われるかもしれませんが、そうなんです！

リラックスだけに留まらず、ゆずの香りは体の不調、認知症予防、ストレスが蓄積した脳の慢性疲労にとても役立ちますからその理由を知りたくはありませんか？　詳しくは症状別にまとめましたので、第二章をご覧になり、気になることがあれば、ぜひお試しください。

ゆずのアロマは光毒性なし

グレープフルーツなど柑橘系のアロマオイルには、光毒性があるものがあります。光毒性とは、肌に塗った状態で紫外線に当たると、シミや火傷など炎症の原因になってしまうというもの。しかし、柑橘系アロマオイルの中でもゆずはこの光毒性が確認されていないのです。なので、ゆずのアロマオイルは紫外線を気にせずに、さわやかな香りが楽しめるんですよ。

実がなるまで十八年!? 貴重な実生ゆず

ゆずが実るまで何年かかる?

ここで、「ゆず」とはどんな果物なのか、少し整理しておきたいと思います。
「桃栗三年柿八年」と言われるように、果樹が実をつけるまでにはある程度の年月がかかります。では、ゆずの場合、実をつけるまでに何年かかると思いますか？

なんと**ゆずは柿よりも長い十八年！**「桃栗三年柿八年」に続けて「ゆずの大馬鹿十八年」なんて言われています。種をまいてから十八年以上たたないと実をつけないのです。

十八年といったら、人間でたとえるのなら、子どもが生まれてから高校を卒業するまでと同じだけの時間ですよね。果実をつけるまでに、それだけ長い年月がかかっているのです。

早くゆずを実らせる「接ぎ木ゆず」

でも、一本一本の木を十八年もかけて育てていては、農家も採算がとれません。そのため現在流通しているゆずのほとんどは、カラタチの木に接《つ》ぎ木をして作る**「接ぎ木ゆず」**がメインです。

一九六〇年代から普及したこの農法なら、通常なら十八年かかるところも、

わずか三〜五年で収穫できます。ちなみに同じ柑橘類のポンカンや温州みかんでもカラタチの木を使った接ぎ木製法が行われています。世界的に見ても、日本は珍しいくらい接ぎ木製法が盛んな国だそうです。

もちろん、いいことばかりではありません。二つの木を組み合わせるため植物本来の生命力が弱まり、木の寿命はおよそ二十〜三十年と実生ゆずに比べて、ぐんと短くなります。木の高さも低く、三〜五メートルほどにしか成長しません。病気にもかかりやすく、収穫できる年数も短いのが難点なのです。

種から育った「実生ゆず」

種から育てられたゆずは**「実生ゆず」**と呼ばれ、今では貴重な存在になりました。ゆずの木は、地中深くまで根を伸ばし、地下のミネラル分をたくさん吸い上げます。生命力が強く、害虫や病気にもかかりにくいため、**無農薬でもしっかり成長します。**木の寿命は百〜二百年。接ぎ木ゆずの五倍も長生きです。さらに木の高さも一五〜二〇メートルと接ぎ木ゆずよりも大きく育つのです。

この実生ゆずが樹齢百年くらいになってくると名前が変わります。樹齢が長いゆずは「枯木《こぼく》ゆず」と呼ばれ、樹齢千年の松よりも数が少なく、珍しい存在になります。樹齢二百年の木ともなれば、さらに数は減ります。

「実生ゆず」はとっても貴重！

中国原産のゆずですが、実生ゆずの木は日本にしか残っていないと言われています。その本数もわずか五〇〇〇本ほどと、とても貴重な存在なのです。スーパーや八百屋さんでよく見かけるゆずのほとんどが接ぎ木製法で作られた「接ぎ木ゆず」です。この接ぎ木ゆずと実生ゆずでは、どのような違いがあるのでしょうか。

実生ゆずの農家さんや実際に触れたことがある人は「接ぎ木ゆずに比べて香りが強い」と言います。私自身も大地の恵みをふんだんに浴びて育った実生ゆずのほうが、種も大きく丸みがありますし、果実も肉厚で甘みや酸味もしっかりしていると感じています。

この二つのゆずの大きな違いは、果実ができるまでの生育環境や独自の仕組みです。人間だって成長するまでの環境は大切ですよね。皮から種まで丸ごと食べられる果実だからこそ、ゆずの木も、収穫までの環境がとても重要だと感じています。

(1) 豊かで深い土壌が必要

実生ゆずの場合、「ゆずは肥え食い」と呼ばれるほど、豊かに肥えた土壌が欠かせません。厳しい自然環境の中で強い耐性を作るため、果実を実らせることもしません。十八年間地中深くまで根を張り土壌から栄養を吸い上げるのです。そのため育てることができる場所も土壌が深い場所に限定されているのです。豊かな土地から栄養をたっぷり吸い上げるので、病気になりにくく生命力が強い木に成長します。その強さは、農薬を必要としないほどなのです。

(2) 自分で生産量を調整

青い実がなるころになると、実生ゆずは自分で間引きを始めます。強くて良質な果実だけをゆずの木自身が選び育てます。そして、三年周期で凶作、豊作、大豊作と生産量を調整し、自分の命を消耗しないようにしているというから、賢い木ですよね。その結果、実生ゆずの寿命は、百年から二百年。ときには三百年以上生きながらえる木が存在するのです。

(3) 幹の太さやとげなど、木の形状の違い

また、木の形状にも接ぎ木ゆずと実生ゆずでは大きな違いが出てきます。幹を見てみると、接ぎ木ゆずに比べ実生ゆずのほうが太く、とげが多いのも特徴です。このとげが実を傷つけないように、こまめな剪定《せんてい》が必要なため手間がかかります。それに、いい果実ほど高い場所になるため、収穫にも危険が伴うのです。このように接ぎ木に比べ、多くの手間がかかっているのが、実生ゆずなのです。

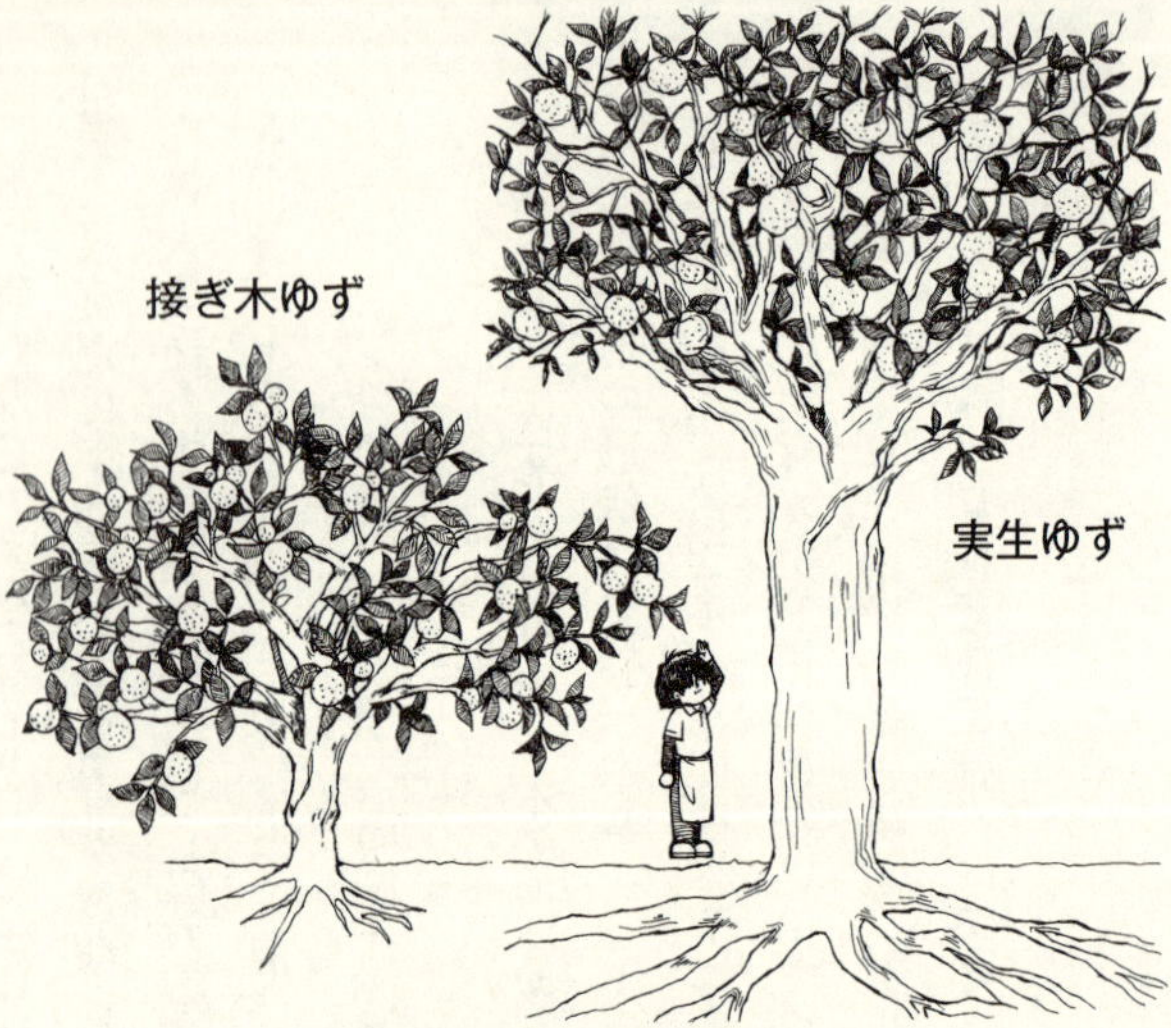

実生ゆずと接ぎ木ゆず

こうして長い年月をかけて成長した実生ゆずの果実は、表面がでこぼこしており皮も厚く、害虫に強くなります。接ぎ木ゆずでは見られない、強い日差しから身を守るためにできたソバカスも大きな特徴です。色艶のいい接ぎ木ゆずとは対照的な武骨な見た目だと思うかもしれませんが、量も少ないうえに、丸ごと活用する人にとってはうれしい、無農薬で育った貴重なゆずなのです。

知っておきたいゆずの基礎知識

日本人に身近なゆず

古くは飛鳥から奈良時代に日本に来たとされている中国原産の柑橘類・ゆず。その歴史は千三百年以上と、とても古くから私たちの身近に存在していました。米や味噌などの食材が日本人の食生活に古くからなじんでいるのと同じように、ゆずも日本人の生活になじんだ食材、香りのひとつになっています。一般の家庭から高級料亭まで使われる幅広さや知名度の高さも私たちの身近にある証拠でしょう。

最近の食卓では洋食も増えてきましたが、それでもゆずを使った調味料は好まれていますよね。例えば、ゆずを使ったドレッシングやゆずのジャムはよく見かけますし、レシピサイトでゆずを使った洋食を検索してみると、様々なオリジナルゆず料理と出合えます。

さらにゆずやみかんなどの柑橘類は、昔から風邪薬などに使われてきました。豊富な栄養があることが、経験的に知られていたのです。ゆず湯もそのひとつですよね。

ゆずが今も栽培されているのはわずかな国々

ゆずが栽培されているのは、なにも日本だけではありません。お隣韓国でもゆずが栽培されています。最近ではヨーロッパ地中海沿岸エリアでも栽培され、現地で流通しているようですが、大量かつ商業的にゆずを栽培している主な国は、この二カ国だそうです。

韓国のゆず製品といえば、ゆず茶が有名ですよね。しかし、韓国ではゆずの果汁を酢として利用することはしないそうです。ゆず茶を作るときに残った果汁は、昔は廃棄されていたそうですが、今は日本に輸出されているといいます。

同じようにゆずを栽培する隣同士の国なのに、食文化や味覚の違いが表れているエピソードですね。

国内の主な生産地はどこ？

日常で目にするゆず製品といえば、ゆずポン酢、ゆず胡椒、ゆず茶、ゆずジャムなど数多くあります。ゆずは一九七〇年代から現在にかけて、ほぼ右肩上がりで生産されており、平成二十四年度では二万二〇〇〇トンものゆずが収穫されました。主な生産地としては、ゆず製品で有名な馬路《うまじ》村やEU向けにも輸出を行っている北川《きたがわ》村がある高知県がダントツの一位。続いて徳島県、愛媛県、大分県、宮崎県が続きます。

生産地上位は暖かい県ばかりですが、ゆずは柑橘類の中でも耐寒性がもっとも強い木です。北限は岩手県や秋田県あたりとも言われています。出荷されている生産地をみてみると北は宮城県、南は鹿児島県まで、本州で広く栽培されています。

ゆずの原産地は中国

原産地は中国揚子江の上流付近と言われています。日本での歴史は古く、奈良時代に編纂《へんさん》された『続日本紀《しょくにほんぎ》』にも登場し、平安時代や鎌倉時代には広い地域で栽培されていたそうです。豊富な栄養素は昔から知られていたようで漢方薬や民間薬として、葉や果汁などが利用されてきました。また江戸時代には、冬至になるとゆずを浮かべたお風呂に浸かる習慣も登場します。今でも「冬至にゆず湯」という習慣は残っていますよね。

ゆずの旬はいつ？

毎年十二月二十二日ごろに訪れる冬至が近くなると、スーパーでも山盛りに積まれたゆずを目にするようになります。ゆずの旬はまさに冬至が巡《めぐ》ってくる十二月。十一月下旬から出荷量が増え始め、十二月が最盛期になります。このころ出回っているゆずは、成熟した黄色いゆず。通称「黄ゆず」と言われます。

実が成熟する前の青いゆず「青ゆず」というものも売られています。こちらの旬は八~九月。まだ暑さが残る季節です。青ゆずは黄ゆずよりもさわやかな風味を楽しむことができます。緑色のゆず胡椒に使われているものも、黄ゆずではなく、さわやかな青ゆず。青唐辛子と一緒にすりつぶすには、青ゆずが色みの面でも風味の面でも合うようです。

ゆらぎスタイル日記——❶

「ファイトケミカル」で救われた娘

私が「ファイトケミカル」を知ったのは、約十五年前ロサンゼルスで統合医療センターを訪れたときでした。

日本の医療は病気に対して西洋医学で治療した後は、本人の自己責任で健康維持するように努力しなくてはいけない体制です。しかし統合医療の現場では、現代の西洋医学で治療するのと同時に東洋医学・栄養素療法・リンパケア・ハーブ・アロマ・ヨガなど自然療法を融合させて心のケアと病気を繰り返さない体作りのサポートが行われるのです。

このとき、脳神経外科医が院長を務めるセンターで栄養素療法を担当していた日本人の若い女性スタッフと出会いました。彼女は大学時代に留学でアメリカに来てから「ファイトケミカル」を学び、センターではクライアントの症状やライフスタイルに合わせて補う栄養素を指導していると教えてくれました。日本に戻ろうと思わないのか尋ねると、

「もちろん両親も愛知にいるし戻りたいですよ。でも日本で私が活躍できる医療機関がどこにあります？」

苦笑いされ、愚問だったことに気が付きました。

「病気への取り組み方が、日本と何が、どう違うんだろう？」とても興味深く、いろいろ質問しました。

今の環境で私にもやれることを持ち帰ろう！　と教わったのが「ファイトケミカル」についてです。当時の日本はまだまだ予防への意識も低く、サプリメントのような栄養補助食品などまったく認知されていなかったので、日本に戻り、早速伝えても「はぁ？　植物ミネラル⁉」「免疫？」と、まったく理解されませんでした。

「知っていて良かったぁ」と実感したのは愛娘の身体に異変が現れたときです。

それは七歳の誕生日まで、あと三日というとき。「ママ、なんかココが痛いねん」と両肘《ひじ》を見せられ、特に外傷もなかったので様子を見ることにしました。翌日には両膝《ひざ》が痛くて歩けないと言い出し、病院へ連れていったのです。検査をしても特に異常はないという結果。

そして四日目には全身に痛みが走るらしく、体を動かすことができなくなる深刻な状態に……。数カ所の病院で検査をしても異常は何も見られず、最後に医師から言われる言葉は皆同じ一言。

「ストレスでは?」

とうとう顔面が半分麻痺してズレ落ちた瞬間は、恐怖感と焦りと不安でいっぱいになりました。

医師からステロイド治療と点滴で栄養を補うしか方法が見つからないと入院をすすめられ、「それで治る見込みは?」と質問しても「わからない」

と煮え切らない返事。

まだ幼い娘に治るかどうかもわからないステロイド治療はリスクが高いと感じました。当時の私は、長期投与による副作用のことしか頭に浮かばなかったのです。これだけ精密検査をしても異常が見つからず、ストレスが原因だというなら、もう自分の手でなんとかするしかないと思い、入院を断ると、「このまま放置して後遺症が残り、治らなかったらどうするんですか?」と言われてしまったのです。

医師の言葉に動揺はしたけれど、(もし、このまま障がいが残ったら一生この娘の面倒は私が見る!)と覚悟を決めてケアを始めることにしました。

神経解剖学・筋肉の構造の本を片手に持ち、娘の体に触れては、細かい筋肉と神経の機能が少しでも良くなるように、少しずつ範囲を広げてケアを施し、植物由来のミネラルをベースとしたファイトケミカル食品を子どもでも食べやすい味付けで、しかも顔面麻痺で咀嚼《そしゃく》することが困難でしたから、スープやジュースにして摂取……。奇跡の回復を祈りながら続けること三カ月、徐々に回復してくれて小学一年の三学期になるころにはすっかりもとの体に戻り、見事に復活してくれたのです。もちろんファイトケミカルとケアだけで完治したとは思いませんし、娘の場合は幸運にもファイトケミカルが治癒に大きく貢献したのだと思います。しかし、前の年にロスに行って統合医療の考え方に触れていなかったら、こうした選択はできなかったでしょう。

世界と比較して日本は国民皆保険制度で守られ、医療サービスを平等に受けられ、恵まれています。一方この制度があることによって一人一人が自分の健康を管理する意識が希薄であるように感じています。

自分の大切な身体のことなのに、医者任せの風潮がいまだに蔓延《まんえん》していますます。自らの生活習慣によって発症した病気で、医者に頼るだけ頼って期待したけど、治らなかったらクレームをつける。このような話を耳にするたび、「お医者さんは神様ちゃうヨ!」と言いたくなるのをグッとこらえています。

先進国でありながら、健康自己管理能力（セルフコントロール）がもっとも低いのが日本人ではないかとさえ感じます。医療制度が整っていない諸外国で暮らす人たちは、お隣中国の食事を覗《のぞ》いても「医食同源」が食事内容や食べ方に自然と習慣化されています（病気になれば莫大な治療費が必要になるのですから）。

日本人が怠惰だからそうなったのでしょうか？

いえいえ、自己管理できるような情報や判断する知識がまったく教育されてこなかったから、今このような状況になって当然だと思います。

そしてもうひとつの問題は、日本の医師は医学部では栄養学を学んでいない、という事実をご存知ない方が多いということです。診察室で「先生、私は何を意識して食べたら良いですか？」などと質問しても、医者は困るだけですから、ご注意ください！

栄養療法が欠かせない分野の医師は、自ら栄養学を学び、深い知識を持ち合わせて治療の現場に活かしておられますが、医師免許を持つ医師全体の中ではごく少数しか存在しません。

私がこのような発言をできるのは、ゆずの機能性を活かしたモノ作り＝製造をする側になったからです。特に栄養補助食品に関しては様々な責任がかかってきます。

安全性には最大の注意を払い、慎重に進める必要が出てきました。誰に相談すべきか？　初めはお医者さんに監修してもらいたくて働きかけ、門を叩いたのですが、「栄養学は知らない」と何度も断られ、驚愕《きょうがく》の事実を知ったわけです。

それでも諦めずに門を叩き続けていると、消化器系の専門医でもあるバイオテクノロジー研究の医学博士と出会えたり、生物学という観点から栄養素の知識を解説してくれる生命先端工学部の教授や研究者と関われるようになりました。

あふれる健康情報から、今の自分に何が必要なのか、商品を選択するのは至難の業だと思います。知識がなければ、営業マンの口車に乗せられたり、メディア情報を頼って肝心な中身を吟味せずに買ってしまうことになります。

私自身が判断材料としているのは、数年前、ゆずの栄養補助食品を完成させて、販売する前に大阪府の薬務課に相談に行ったとき、担当者が語ってくれた言葉です。非常に納得できたので、それ以来様々な健康食品を見極める基準にしています。ご参考までに紹介しますね！

「例えばイワシを食べたらがん予防に良い。これは認めます。ただし、イワシ五〇匹分を一粒に濃縮した健康食品は要チェックです。なぜなら、毎日あなたは五〇匹もイワシを食べられますか？

いくら体に良いからといっても適量というものがあります。そういう意味で含有量には目を光らせます。それと安全性について、例えば大麦若葉が売れていますが、日本人が過去を遡《さかのぼ》って大麦若葉を食べた歴史は今のところ存在しません。まぁ、一〜二枚食べる程度なら問題ないでしょう。ただ健康食品に加工し、何十枚分もの大麦若葉を粉末にして一度に摂取することを毎日続けて副作用は出ないものか、そういう視点で我々は見ています。

科学的な試験で安全性を証明することも大切ですが、一番信用できるのは百年以上この土壌で暮らす人が食べ続けてきたかどうか、歴史に照らし合わせて判断することだと思います」

ちなみに私が持参したゆずの加工食品については、

「ゆずとこうじは日本人が百年以上前からずっと食べ続けてきた食品ですから、まぁ入っている量も適量だし副作用などのリスクはなさそうですね……」と。

ふぅ～ッ！

栄養補助食品・健康食品はひとつ間違えると怖いですから、気をつけてくださいね！

第二章

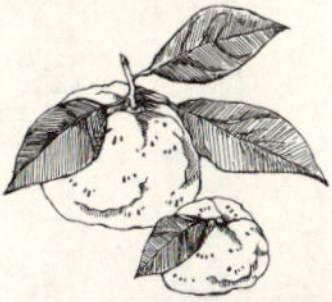

あらゆる病気に対応！
最強の「ゆず」効果

統合医療と「ゆず」

この章では様々な病気に対応する「ゆず」の効果について紹介してまいりますが、まれに「もう病院に行かなくてもいいね」「薬はもう断るわ」など極端に自然療法に傾く方がいらっしゃいます。誤解が生じる前に、医療に関する私自身の考え方をお伝えしたいと思います。

東日本大震災以降、西洋医学中心だった日本の医学の中で「統合医療」という言葉が一般的にも認知されてきました。まだまだ「統合医療」という言葉を知らないという人もたくさんおられるので解説いたしますね。

統合医療は西洋医学に補完代替医療を加えることによって、未病からの病気の早期発見や予防、根治《こんち》、健康維持の増進などを目指すもので、医療費の削減効果が期待されています。

「西洋医学と東洋医学の違い」を植物の手入れに置き換えると、

●病気になったときに直接薬をまくのが西洋医学。

●病気になったのは根っこの問題と考え、土の手入れをするのが東洋医学。

これまで日本では通常の西洋医学による医療は、健康保険でまかなわれてきました。しかし、代替医療の大部分には健康保険は適用されません。統合医療は保険診療と自由診療を併用する混合診療となり、日本では混合診療は全面的に禁止されていました。二〇一六年四月から「患者申出療法」が解禁され、混合診療が拡大されつつあります。また二〇一〇年から厚生労働省では統合医療への保険適用や資格制度の導入を視野に入れた、統合医療プロジェクトチームが発足されました。

中国伝統医学・カイロプラクティック・アーユルベーダ・断食療法・アロマテラピー・温泉療法・気功・オゾン療法・リフレクソロジー・栄養素療法など

の実態把握が始まり、明治維新以降、西洋医学オンリーだった日本の医療が今変わりつつあるのです。

さらに、近年急速に科学的な研究が進み、これまで西洋医学では解明されていなかった脳の構造、心と体の関係性や病気の遺伝子、ストレスと病気、腸と脳の関係、免疫のメカニズムについて続々と論文が発表されています。その結果、今まではスピリチュアルだとか実態のない、怪しく胡散臭《うさんくさ》いものに見えていたことが、科学で証明され、未病が科学的根拠に基づいて予防できる時代に進化したのだと考えています。

例えば、腸は「第二の脳」と呼ばれるようになり、いかに腸内環境を良くするか、という考え方が浸透し始めたのも、科学的な研究で解明された事実による影響の一例です。

医者は神様ではありません。

同じ薬の治療をしても副作用が全員に起きるわけでもありません。

そして医者でもなく研究者でもない私が、どうしてこんなことをみなさんに語れるのでしょうか？

それは目の前に私を頼って来られるお客様や、お客様のご家族がいたからです。どうすれば今の状態から良くなるのか。もとの明るい幸せな暮らしに戻れるのか。一緒に悩み、考え、情報収集に奔走して、医師・研究者・大学教授に物怖《ものお》じせず、まっすぐ疑問に感じることを質問していけたからだと思います。ときには呆れた顔で苦笑いされたり、胡散臭がられたり、怒られて、悔し涙が止まらない経験もしましたが、トップクラスの権威ある専門家ほど「面白い質問だ」と無知な私に丁寧に教えてくれました。

おかげで視野を広く持つことができ、ホリスティック（全体的）に対応できるようになったと思います。

私が連携している統合医療の病院では、既に化学療法や放射線治療など西洋医学と併用してファイトケミカル栄養素を補い、免疫を安定させる治療法の臨床が始まっています。

臨床事例の発表をされたドクターの言葉を一部引用して、統合医療の治療の考え方をお伝えします。

「東洋医学の気・血・水を西洋医学に置き換えると、『気』は精神神経系・『血』は内分泌系・『水』は免疫系を指す。この三つのバランスが整ったときに自然治癒力が働き、西洋医学の治療も効果を挙げる。また自然治癒力を増強して維持することが全ての治療の基本である」

この考えに共感し、私たちの役割は自然治癒力を増強し維持することだと考え、サポートをしています。

私が栄養素療法の分野でサポートしている、白血病が再発してしまった三十代男性は、かなり負担のかかる化学治療に挑んだにもかかわらず副作用のつらい症状が出なかったので、最後まで治療に耐えられたそうです。治療後の経過も非常に良くて、今は自宅で奥様と静養しながら定期的に採血をして様子を見ている状態ですが、数値が良くなっているので主治医もその回復力に驚かれているそうです。

私はこう思います。

「病気は今までの生活習慣を見直すきっかけ」

大切なことは、たとえ病気になっても補うべき栄養素を摂取し、ストレスケアなどで安定した心を保つことによって治る可能性はあるということを知っておくこと。そしてそのための知識と手段を未病のときに身につけておくことがもっとも大切だと気付いてほしい！　これが私の願いです。

なぜなら、突然病の淵に立たされると、焦り、不安、恐怖の感情に支配され、冷静な判断を見失ってしまうからです。私が出会った数字に強くて賢明な経営者や、医療従事者ですらそうでした。「なんで、こんなことに？」と、みなさん同じ言葉を呟《つぶや》かれます。

自分の健康と大切な家族の健康を守れる頼もしい存在の人を増やすことが最大の急務だと感じ、セルフケア教室を開催し始めて十年がたちました。

ご自身の大病、家族の大病をきっかけに学びに来られる方がほとんどです。

よほど切羽詰まった状態にならないと必要性なんて感じられないものですから……。

私の周囲には「あんな状態から、凄い！」と、主治医や周りの人から驚かれるほどの大病を完治された人がたくさんいます。病気を機にご自身の体と向き合うようになって、ご自身の体の変化に繊細に気を配り、栄養補充・セルフケアするようになられた結果、とても大病をしたとは思えないほど元気に暮らされています。最終的に病を根本的に治すのは自分自身なのです。

では病気予防に、また病気で老化してしまった体を元気に復活させるときにどれほど「ゆず」が役立つのか、事例も交えてご紹介しましょう。

がんを予防する「がん抑制効果」

がんってどんな病気？

多細胞生物である人間の細胞には、それぞれ役割があります。小さな細胞ひとつひとつが決まりを守って日々働いているからこそ、体の中の秩序が守られているのです。でも、中には秩序を乱す細胞が出てくることがあります。それが、がん細胞の芽と言われているものです。

通常は免疫機能が働くため、がんになる前に破壊されてしまいますが、免疫機能が低下するとがん細胞が増えていきます。増えてしまったがん細胞は、自分の免疫システムだけでは壊せなくなってしまうのです。

一生のうち二人に一人はがんを経験

公益財団法人がん研究振興財団の統計によれば、日本人の二人に一人は一生のうち一度はがんになると言われています。さらに男性の約四人に一人、女性は約六人に一人が、がんが原因で死亡するというデータもあるのです。

がんになる要因として一番大きいと言われているのが、喫煙、塩分過多、運動不足などの生活習慣だそうです。健康的な食事、適度な運動はがん予防にとっても効果的なのです。

またがんにかかると、手術や抗がん剤などの治療を受けなければなりません。だいたい短い人で半年くらいから、長くなると五年以上もかかるというデータもあります。仕事しながら長い期間通院するのは大変ですよね。そこで注目したいのが、ゆずの成分にあると言われている「がん抑制効果」です。特に家系にがんの人が多いなど、がんが気になる人は、積極的にゆずを活用していただきたいと思います。ゆずのどんな成分ががん抑制にいいと言われているのか、見てみましょう。

ゆずの抗酸化作用や抗炎症作用でがんを抑制

近年ゆずの成分のなかでも注目されているのが、ゆずのがん抑制作用です。動物実験では、成分ごとに様々ながんに対して発がん抑制作用が見られたそうです。

（ゆずの成分と、それに対して発がん抑制作用がみられたがん）

●ヘスペリジン　大腸がん、乳がん、胃がん、前立腺がん、食道がんなど
●ナリンギン　胃がんなど
●βクリプトキサンチン　大腸がん、皮膚がんなど
●オーラプテン　大腸がん、乳がん、肝がん、皮膚がん、口腔がんなど

これらの成分はポリフェノール、カロテノイドと呼ばれるもので、抗酸化作

用や抗炎症作用を持っていると言われます。炎症やがん細胞が増える原因の物質や、がんの転移に関係する物質を抑える効果が実験で認められたそうです。がん細胞増加を少しでも抑制できれば、年に一回の検診でがん細胞が少ない状態で早期発見できる可能性もでてきますよね。早期発見すれば、がんの種類によっては治療できると言われているんですよ。

これらの成分が含まれているのは、ゆずの皮や白いワタの部分、そして種と、ゆず全体におよびます。特に種には、果実に比べてヘスペリジンが豊富。「でも種って化粧水にするくらいしか使い方がないんじゃないの?」と思ったら大間違い！　種も毎日の食事に活用できるんです。

香り成分にもがん予防効果

ゆずの香り成分「リモネン」にも、がん予防効果が期待できます。ポリフェノールやカロテノイドには抗酸化作用や抗炎症作用で発がん抑制効果が期待できますが、リモネンはがんを自滅させる作用で細胞を増やさないようにする効果があると言われています。

香りは簡単に日常生活に取り入れることができます。リビングや玄関など、毎日生活する場所や通る場所などにゆずのアロマオイルを香らせれば、リフレッシュをしながら、がん予防ができちゃいますね！　マグカップにお湯を注ぎ、数滴アロマオイルをいれて香りを楽しむ芳香浴もおすすめです。気分転換にもぴったりですよ。

また香りは、周辺の空気を一瞬で変えてくれます。あなた自身だけではなく、ご家族や訪れたお客様にも作用が期待できますよね。

ただし、天然一〇〇％ゆず精油（アロマオイル）は希少なので、高価なものになってしまいます。

がん予防のためにも、丸ごとゆずを活用！

ご家族や親せきにがんの人がいる方は特に、予防を意識してしまいますよね。ゆずは成分によって異なるがんへの抑制作用が期待でき、丸ごと活用すれば、様々ながんの予防に役立つと考えられています。そのためにも、ゆずを手に入れたら一年中活用できるように、ぜひ分解し、冷凍保存してみてください。

第四章で分解方法と、いろいろな部分の活用方法を紹介していきます。

ゆずで認知症対策

物忘れと認知症の違い

「あら、通帳、どこにしまったっけ?」

「最近、人の名前が思い出せないようになって」

歳を重ねると、増えてくるそんな物忘れ。これは脳の老化で起きると言われています。**物忘れの特徴は、忘れたことに気付いていること。**ヒントがあれば、思い出すことができますし、自分が何かを忘れていることをちゃんと自覚しています。なにより病気ではないので、症状が進行することはないのも特徴です。

物忘れとは違い、**自分が忘れていることすらわからなくなるのが認知症**です。物忘れの場合は、「通帳、どこにしまったっけ?」と片づけた場所を忘れたのだと認識しています。でも認知症になると、片づけたことすらも忘れてしまうため「通帳が盗まれた!」と思いこんでしまったりするのです。症状が徐々に進行してき、やがて理解力や判断力も低下し、日常生活がスムーズに送れなくなってしまいます。

女性に多い「アルツハイマー型認知症」

脳の神経細胞が死滅するほか、**脳の萎縮《いしゅく》が起きるのが女性に多い**「アルツハイマー型認知症」です。認知症のうち、およそ半分がこのタイプと言われています。最初は物忘れから始まります。進行してくると、「ものを取られたのではないか?」という妄想に取りつかれたり、夜中などに徘徊し始めたりするのが特徴です。

認知症予防に香りが効果的なワケとは

高齢化の影響で、近年はアルツハイマー型認知症の患者が増えつつあります。一方で認知症の研究も進んでおり、最近では初期症状として嗅覚《きゅうかく》が低下することがわかってきました。

また鳥取大学医学部保健学科が行った研究では、**ローズマリーとレモン、ラベンダー、オレンジの香りを嗅がせたところ、記憶障害などの機能改善がみられたという結果も出ている**そうです。これは香りが刺激となり、脳の海馬と呼ばれる部分で、神経細胞が新たに発生するよう促されたからではないかと報告されています。

二〇一五年度、内閣府が実施した「ヘルスケア ブレインチャレンジ」では脳の健康促進の研究プロジェクト「ユズ精油の嗅覚刺激が脳の認知機能に及ぼす影響」（公益社団法人日本アロマ環境協会）が採択されました。研究結果が発表される日もそう遠くはないと期待しています。

香りだけじゃない！　ゆずを食べて認知症対策

ゆずの果皮に多く含まれている抗酸化物質「ナリンギン」は、アルツハイマー型認知症の予防に良いと言われています。様々な「脳にいい」と言われる成分がありますが、通常は血管から脳内に入り込むことができません。でも「ナリンギン」は、血管から脳内に入っていくことができるため、様々な効果を発揮することが期待できます。

（ナリンギンに期待できる効果）

①抗酸化作用

まず「ナリンギン」の代表的な働きとしては、強い抗酸化作用があげられます。これは、脳内の余分な活性酸素を抑えてくれるので、脳の酸化防止につながります。

②情報伝達を促進

脳の神経には、様々な情報を伝える物質があります。そのひとつが「アセチルコリン」です。神経と神経の結合部分で放出され、次の神経細胞が上手に受け取ることで様々な情報を伝えます。アルツハイマー型認知症になると、この情報伝達が上手にできなくなってしまいます。しかし、「ナリンギン」は、情報伝達を助けて（アセチルコリンの分解を抑制する）、認知症の進行を遅らせる働きが期待されているそうです。

骨代謝を活性化させて、骨粗しょう症を予防

四十歳を過ぎたら注意したい「骨粗しょう症」

全国には骨粗しょう症の患者がおよそ一一〇〇万人以上いると推計されており、そのうち八〇％以上を占めているのが女性です。こんなにも女性が多い理

由は、骨粗しょう症の原因に女性ホルモンが関係しているからなのです。

女性が四十歳を過ぎたころから徐々に減少し、閉経後にはほとんど分泌されなくなってしまうホルモンに「エストロゲン」というものがあります。女性の体のリズムをコントロールしているホルモンですが、骨作りにも大きくかかわっているのです。

骨も皮膚のように代謝する

皮膚の代謝と同じように、骨も毎日新しいものに生まれ変わっています。まず、古くなった骨を「破骨細胞」が溶かします。その場所に「骨芽細胞」が新たな骨を作ることで、しっかりした骨が維持できるのです。

女性ホルモンのひとつエストロゲンは、骨を壊しすぎないようにブレーキをかける役割も担っています。エストロゲンが減少すると、ブレーキが壊れたような状態になってしまうため、骨を作るスピードよりも壊すスピードが上回ってしまうのです。その結果、丈夫な骨を維持していた骨代謝のバランスが崩れてしまい、骨がもろくなりやすくなるのです。

骨粗しょう症から寝たきりになる可能性も

ちなみに男性は女性のように、急激に骨量が減ることはないようです。ただし七十歳を超えてくると、男性女性関係なく、加齢が原因で骨粗しょう症になるので注意が必要です。

骨がもろくなると、ちょっと躓《つまず》いたり、倒れたりするだけで骨折してしまうことがあります。高齢になってから骨折すると、それが原因で寝たきりになる可能性もあるのです。若いころの感覚で「たかが骨折」と侮《あなど》っていると、大変なことになってしまいますよ。

健康な骨の維持に欠かせない「抗糖化」

老化を抑えるためにも、知っておきたいキーワードが「糖化」です。ただし、糖化がすべて悪いわけではありません。糖質（炭水化物）を食べ過ぎると、糖質によるメイラード反応（酸素を介さずに糖とアミノ酸［タンパク質］が結合する反応）によって老化促進物質が作り出されます。これが血管に溜まると血管が詰まる動脈硬化になり、骨に溜まると骨粗しょう症になってしまうのだそうです。

骨代謝をアップさせるゆずの力

この問題に対し、ゆずには、骨代謝を活性化させたり、骨の健康維持を手伝ってくれたりする成分が含まれています。

ゆずが持つ栄養素のうち、骨粗しょう症に効果的と言われているのは、主に「ヘスペリジン」と「βクリプトキサンチン」です。

「ヘスペリジン」は「破骨細胞」が増えすぎないように抑制すると言われています。エストロゲンの減少で壊れてしまった「破骨細胞」のブレーキ代わりとしての働きが期待できるのです。また「βクリプトキサンチン」は、骨を作る「骨芽細胞」の数を増やしてくれると言われています。

更年期障害によってバランスが崩れてしまった**骨代謝の維持**が期待できるので、**骨粗しょう症予防**になる可能性があると言われているのです。

ゆずの栄養で骨を強化

強い骨を維持するためには、**「抗糖化」**も重要なキーワードです。**「ヘスペリジン」**には「破骨細胞」の増えすぎを抑える以外にも、抗糖化作用があることがわかっています。

あわせて骨の材料となる**「カルシウム」**は積極的に摂りたいもの。カルシウムを摂るときに、ゆずにも含まれている**「クエン酸」と一緒に摂るとカルシウムの吸収率がアップする**と言われています。骨粗しょう症予防のために、意識して摂取してみてください。

果皮を食べれば、糖尿病予防に

糖尿病の患者数は三一六万人も

平成二十六年の厚生労働省の患者調査によると、糖尿病患者は全国に三一六万人以上いるということです。この数字は過去最高だそうです。

糖尿病は、すい臓が十分にインスリンを作ることができなくなったり、分泌が少なくなるなどの理由で、血糖値が高くなってしまう病気です。インスリンがまったく作られない一型糖尿病、インスリンの分泌量が減ったり働きが悪くなるために起こる二型糖尿病があり、患者の多くは二型糖尿病だと言われています。

（糖尿病の初期症状　例）

●疲労感　●乾燥肌　●頻尿　●のどの渇き　●体重減少など

また、血糖値が高い状態が続くと、合併症を起こすこともあります。

（糖尿病の合併症　例）

●糖尿病腎症（腎臓の病気）●糖尿病網膜症（目の病気）

●糖尿病神経障害（末梢神経の病気）など

一度糖尿病になると、完治することはないと言われています。でも食事や運動といった生活習慣を改め、必要に応じた投薬を行うことで、血糖値をコントロールすることができます。よい状態を維持することで、合併症を予防することができるのです。

二つの成分で糖尿病予防

ゆずに含まれる成分のうち、糖尿病予防が期待できると言われている成分は大きく二つあります。高血糖改善効果が期待できる「ナリンギン」と血糖値を下げたり血管を丈夫にしたりすると言われている「ヘスペリジン」です。

ゆずの持つ苦み成分「ナリンギン」は、グレープフルーツや八朔《はっさく》などの果皮にも含まれているポリフェノールの一種です。血中にあるブドウ糖を効率よくエネルギーに変え、筋肉の中に送り込む働きをすると言われています。この働きにより血中のブドウ糖が減るため、高血糖の改善が期待できるのです。

「ヘスペリジン」は血管を丈夫にしたり血流を改善したり、ほかにも生活習慣病全体に効果的な作用が期待されています。糖尿病が引き起こす合併症の多くは、血管の病気ともいわれているので、「ヘスペリジン」を摂れば一石二鳥の効果が期待できるのです！　ヘスペリジンの一日の摂取量の目安は一〇〇～一五〇㎎です。

「ナリンギン」「ヘスペリジン」はどこに含まれている?

果肉にも果皮にも「ナリンギン」「ヘスペリジン」は含まれていますが、特に多く含まれているのは果皮の部分です。高知産のゆずを調べたデータをみてみたところ、「ナリンギン」の含有量が果肉に比べて果皮には約一五倍、「ヘスペリジン」は約二七倍も含まれていました。

糖尿病対策のためを考えるなら、果皮を中心に食べましょう。

糖尿病にはゆずで消化力アップを

ここでは、私のお客様の事例をご紹介します。

サロンワークで、ゆずファイトケミカル栄養素療法をアドバイスしてもっとも喜ばれているのが糖尿病で悩んでおられるお客様です。

「疲れにくくなった」「血糖値が安定するようになって主治医から褒められた」「悪玉コレステロールの数値が良くなっていた」

私がサポートしているお客様で糖尿病を患っておられる方の共通点は、経営者・管理者・自営業など超多忙な日常を過ごされている人ばかりです。

規則正しい生活が大切なことはわかっていても、なかなか実践するのは難しい。かといってこれ以上ひどくなって入院なんてことになれば周囲に迷惑がかかるから倒れないように維持したい！　そんな方々に私が提案している方法の一部をご紹介しますね。

(1) 玄米食はなるべく食べない！

確かに玄米は栄養満点で理想的な食材です。しかし、超多忙な人の共通点は早食いだということ！　しっかり咀嚼《そしゃく》なんてできないのが現実です。昔の人は骨も強く歯や筋肉もしっかりしていたし、一汁一菜、玄米をゆっくり咀嚼できたのであって、それを豊かな食事に慣れ親しみ、ライフスタイルがまったく変わった現代人が真似をするのは無理があると思います。

生物的な観点から見ても、牛のように胃袋が四つあれば玄米も消化できますが、人間には胃袋はひとつしかありませんから、消化が悪い玄米を胃に入れてしまうと胃粘液・胃酸・消化酵素を過剰に分泌させてエネルギーをムダに消費して疲れてしまうと感じています。

(2) 酵素ドリンク等、糖分の高い飲料を控える?

酵素ドリンクの盲点は、大量の砂糖を使っていること。そして酵素ドリンクを飲んだからといって「酵素」は補えません! 体の中で酵素を活性化させて補うのは「菌」です。

酵素ドリンクを飲めば飲むほど、糖質を過剰に摂取しすぎて糖尿病のリスクも増しますし、糖質が大好物ながん細胞にエサを与えているようなものです。

(3) 食事の前にフルーツをしっかり食べる

第一線で活躍される方は付き合いも多いもの。夕方、コンビニの前でウコン系ドリンクを飲むスーツ姿のサラリーマン、最近ではきっと私より十歳は下かな、と感じる働き盛りの女性も見かけるようになりました。このウコン系のドリンクは確かにアルコール分解には威力がありますが、瞬発力を上げているだけです。常用すると体が慣れるどころかウコンに含まれるクルクミンが肝臓を無理に働かせるため、肝臓が慢性疲労状態になってしまいますので、結果的に機能低下を招いてしまうリスクが高くなると思います。

それよりも、飲み会のある日は地下街やデパ地下に立ち寄ってフルーツの生ジュースを飲んだほうが良いですよ！　パイナップル・キウイ・スイカ・グレープフルーツ・ゆず・レモン・みかんなど、消化酵素を補う栄養素が豊富なフルーツがオススメです。果物には果糖、ショ糖、ブドウ糖などの糖分が含まれていますが、酵素も含まれています。消化する時にこの酵素を使うため、インスリンの働きをあまり使わなくてもエネルギーに転化することができると考えられています。

朝食・ランチもまずはフルーツから食べる習慣を身につけるだけで胃腸の疲

れ方は違ってきます。

（4）ゆず皮パウダーを携帯する

常備薬を持ち歩くように、ゆず皮パウダーを携帯していただき、サラダに味噌汁に、ラーメン・うどん・ヨーグルトなど、食事のときに相性の良さそうなおかずに小さじ半分位プラスするだけで、消化が促進されて体の負担がかなり違います。

高血圧改善に「ヘスペリジン」

高血圧症の基準とは？

体内の血液は、心臓から押し出されて全身をめぐっています。心臓がギュッと縮まって血液を押し出し、血管が一番広がった状態の値が「収縮期血圧（最高血圧）」、反対に心臓が広がり、血管が縮まったときの状態の値が「拡張期血圧（最低血圧）」と言います。

血圧は常に変化しており、時間帯や季節によっても値が変わります。一般的に、夏より冬のほうが、血圧の値が高くなります。そのため、一回測っただけでは、高血圧かどうかは判断できません。何度も繰り返し測っても標準より高い、という状態が続いたら、高血圧症と言われます。

（高血圧の基準）
収縮期（最高）血圧が一四〇㎜Hg以上
　あるいは
拡張期（最低）血圧が九〇㎜Hg以上

血管は常に血液の流れに合わせて、広がったり縮んだりしています。高血圧症になると血管が張り詰めた状態になり、血管の壁が厚く硬くなってしまうのです。

硬くなった血管が詰まったり破れたりすると、脳卒中や心筋梗塞につながっていきます。これらの病気を見てみると、普通の人より高血圧の人のほうが、死亡率が高いというデータもあるようです。

高血圧改善に「ヘスペリジン」

ゆずに含まれている「ヘスペリジン」は、高血圧症にも有効と言われています。「ヘスペリジン」の効果として、**血管の柔軟性を増す**作用があり、張り詰めた血管をしなやかにしてくれることが期待できます。そのため血管が広がり、**血流もアップ**。**血圧上昇抑制作用**も期待できるのです。

同時に体をさびつかせる活性酸素を除去してくれる**抗酸化作用**が期待できる**「ビタミンC」**や**「ビタミンE」**もゆずから摂取できるので、さらなる高血圧の改善が期待できると言われています。

すっぱい果汁で減塩にも

日本人は一般的に、塩分が高めな食事が多いと言われています。でも薄味にすると物足りなくなりますよね。そんなときにおすすめなのが、**ゆずの果汁**です。**酸っぱい味は、薄味の物足りなさを補ってくれる**と言われています。

また果汁には、**抗酸化作用が期待できる「ビタミンC」**もたっぷり含まれているので、高血圧対策としては一石二鳥。味だけでなく、体の中への効果も期待できるのです。

脂質異常にも効果的。ゆずでメタボ対策&ダイエット

メタボリックシンドロームとは?

メタボという言葉で、私たちの生活に浸透しているメタボリックシンドローム。ただの肥満というわけではなく、おなかに脂肪が溜まるタイプの肥満で血

圧などの条件に当てはまる人をメタボリックシンドロームと呼んでいます。

（メタボリックシンドロームの診断基準）

●必須条件

ウエスト周囲径　男性≧八五cm、女性≧九〇cm

●選択項目（三項目のうち二項目以上当てはまる場合）

①高トリグリセリド血症　≧一五〇mg／dL

かつ／または　低HDLコレステロール血症　＜四〇mg／dL

②収縮期（最大）血圧　≧一三〇mmHg

かつ／または　拡張期（最小）血圧　≧八五mmHg

③空腹時高血糖　≧一一〇mg／dL

※現在の基準は二〇一八年から変更される予定。

メタボの原因は主に生活習慣です。元気だから大丈夫と放置しておくと、糖尿病、脂質異常、高血圧、心臓病、脳卒中、認知症など様々な病気を引き起こす可能性があると言われています。

メタボ体型は健康以外にも影響

ウエスト周囲が八五㎝や九〇㎝にもなれば、健康だけでなく見た目にも影響してきますよね。特にもともと標準体型だった人がメタボになると、昔は着ることができたスーツが入らない、久しぶりに出したドレスのチャックが閉まらない……といったことが起きることも。

また、アメリカでは太っていると出世に影響する、なんてことも言われており、日本でも太っていると業務能力に支障をきたすと考えている人が多いというアンケート結果もあるようです。

メタボ対策に「ヘスペリジン」「ナリンギン」「オーラプテン」

もし突然太ったことで仕事にマイナスの影響を及ぼしていたら？　もし、かってのお気に入りの服が入らなくなっていたら？ そんなときに思い出してほしいのが、ゆずにあると言われているメタボ改善効果です！ ゆずのどんな成分がメタボに効果的なのでしょうか。

ゆずに多く含まれる「ヘスペリジン」には、糖尿病や脂質異常、高血圧といったメタボの症状を改善させる効果があると言われています。東京農業大学でラットを使って行われた研究では、ヘスペリジンを与えて飼育した糖尿病ラットの中性脂肪や総コレステロールが下がったり、善玉コレステロールが増えたりしたほか、血中インスリン値、空腹時血糖値でも良い結果が得られたそうです。また「ヘスペリジン」には血管を強化してくれる作用や血液サラサラ作用、そしてビタミンCを安定させる作用があるため血圧上昇を防いでくれると言われています。

「ヘスペリジン」に限らず、「ナリンギン」「オーラプテン」にも、血圧安定作用のほかにも、体脂肪を減らす作用や悪玉コレステロールを減らし、善玉コレステロールを増やす作用があるそうです。

動物を使った実験では、高脂肪食と「ナリンギン」を一緒に摂取したら、普通の食事よりも血糖値や中性脂肪、コレステロールの値が良いという結果がでたそうです。中性脂肪を抑えてくれたり、体重増加も防いでくれたりするそうです。

皮の黄色成分にもメタボ予防効果が期待

ゆずの皮に含まれる黄色の成分「βクリプトキサンチン」には、血糖値を正常に保つ働きを助けたり、脂肪細胞の肥大化を防いだりする働きがあると言われています。メタボ対策を狙うなら、青ゆずより熟成した黄ゆずがおすすめなのです。

太る一因？　脳疲労

健康のためにもやせなければと思っていても、そうそう簡単にはやせられないですよね。ダイエットが失敗する原因として、最近は「脳疲労」が指摘されています。現代は、肉体より脳を酷使していることのほうが多く、休まなければいけないときまで、働き続けている人は少なくありません。その状態が、脳を混乱させ、脳疲労を起こさせていると言うのです。

脳疲労が起きることで味覚異常が起き、甘いものを甘く認識できなくなって食べすぎてしまうそうです。あわせて運動への意欲もそがれてしまうのだとか。

この脳疲労にもゆずの効果が期待できるのです！

注目したいのが、ゆずに含まれている「ビタミンB_1」をはじめとする「ビタミンB群」です。「ビタミンB群」には、脳疲労を回復する効果があると言われています。特に「ビタミンB_1」は疲れたときに多く消費されるので、疲れやすい人は積極的に摂りたいところ。

甘いものを摂りすぎる、疲れやすくてダイエットがうまくいかないという人や、仕事に追われて思考力が低下していると感じるときは、ぜひゆずのパワーを試してみてくださいね！

血管を強化して、脳卒中・心筋梗塞予防

脳卒中、心筋梗塞とは？

脳内の血管に障害が発生して起きる病気が脳卒中、そして心臓に栄養や酸素を運ぶ血管に障害が発生して起きる病気が心筋梗塞です。

厚生労働省の平成二十六年患者調査によると、**脳血管疾患の患者数は一一七万九〇〇〇人**、介護が必要になる原因にもなっています。**心疾患の患者数はさらに多い一七二万九〇〇〇人**だそうです。

脳卒中では、手足がしびれる、動かないなどの症状が現れます。後遺症が残りやすいため、気になる症状が現れたらすぐに病院に行くことが大切とされています。心筋梗塞では胸痛や左腕の痛みなど、人により様々な症状が現れます。心筋（心臓の筋肉）への血流が止まると、心筋細胞が死んでしまうそうで

す。一度死んでしまった心筋細胞は自力で再生できないため、その後も心臓への後遺症が残ることがあると言われています。

またこれらの病気を持っている人は、**風邪がきっかけで病状が悪化すること**があるのだとか。健康なときは「たかが風邪」と思っていた症状も、脳卒中や心筋梗塞になることで、悪化させると命にかかわる病気になってしまうようです。

葛飾北斎も飲んだ、ゆずの薬

江戸時代は脳血管障害のことを「中風《ちゆうふう》」と呼んでいました。浮世絵で有名な**葛飾北斎**が中風を患った際に自分で作った薬にはゆずが使われていました。

作り方は、**ゆずを丸ごと刻み、種も含めて、日本酒と一緒にトロトロになるまで煮詰めたもの**、とのこと。『葛飾北斎伝』には**効果があったうえ、身体が強くなったと紹介されています。**

彼がこの薬を作るために参考にしたのは中国の医学書でした。古くからゆずが脳卒中に効果的だと中国でも知られていたのですね！

でも、ゆずのどんな成分が作用していると考えられているのでしょうか。

血液サラサラ作用で脳卒中、心筋梗塞を予防

動脈硬化や血栓が起きるのは、どろどろ血液が一因と言われています。これらの病気にならないためにも、血栓ができにくいサラサラ血液を目指したいですよね。

ゆずには、**血液サラサラ作用**が期待できる成分「ヘスペリジン」と「ナリンギン」が含まれています。このふたつは血小板の凝固を抑制してくれるため、血液サラサラ作用が期待できるのです。さらに「ヘスペリジン」には、**弾力あるしなやかな血管を維持したり、血管を広げたりする作用**もあると言われています。脳卒中のひとつで、脳の血管が破れるクモ膜下出血などを予防する効果も期待できるのです。

また「ヘスペリジン」などが含まれる**ゆず種エキス**を使った実験では、人間

に対して血流改善作用が確認できた、という実験結果もあります。葛飾北斎の薬もゆずの種まで使っていたようなので、昔の人は経験的にゆずの種にもいろいろな成分が含まれていることを知っていたのですね。

鼻水対策もできる！　ゆずのアレルギー・アトピー改善成分

アレルギーの仕組み

体の中に異物が入ってきたとき、私たちの体は免疫システムが作動して排除するようにできています。でも、ときに過剰反応を起こし、本来なら排除しなくてもいいものまで排除しようとしてしまうことがあります。それがアレルギー反応です。アレルギー性鼻炎、気管支喘息《ぜんそく》、アトピー性皮膚炎などもアレルギー反応で起きる病気ですよね。

原因となるアレルギー物質は、花粉や食べ物、ハウスダストなど様々。症状としては鼻水が出たり、くしゃみが出たりするほか、咳や涙が出たり、かゆみが出ることもあります。

アレルギーにゆず！

特に花粉症の季節になると、症状がつらくて外出するのも大変という人も少なくないですよね。しかも、春だけでなく秋にも症状に悩まされている人も少なくありません。またご自身が花粉症ではなくても、周りの友人知人や家族に花粉症の人がちらほらいませんか？

そんなとき、**ゆずの皮や種子**を使った料理をぜひ振る舞ってみましょう。どちらも手軽な調味料に加工することもできるので、持ち運びにも便利です。外食するときもゆずをプラス。おうちごはんでもゆずをプラス。手軽に加えて、ゆずの効果を体感してみてください。

では、具体的にゆずのどんな成分がアレルギーに効くと言われているのか、お話ししていきましょう。

アレルギー反応や花粉症の鼻水対策に「ヘスペリジン」

アレルギー反応が起きたとき、よく鼻が詰まりますよね。これは、外敵をやっつける役割を持つ白血球の通りをよくするため、末梢血管の中を水分やタンパク質が過剰に通り抜けていくからだそうですよ。

この症状を抑えてくれると言われているのが、ゆずに多く含まれている「ヘスペリジン」です。水分やタンパク質などの過剰な流出を防いでくれる作用があると言われています。そのため、鼻水や鼻詰まりの症状緩和を期待できるのです。

ヒスタミンなどの化学伝達物質をブロック

花粉症やアレルギー反応のつらい症状は、ヒスタミンやロイコトリエンといった化学伝達物質が放出されるために起こります。テレビCMでもよく「ヒスタミンをブロックして……」というセリフが流れていますよね。

ゆずの成分にも、これら化学伝達物質の放出を抑えてくれるものがあります。それが「ナリルチン」「ナリンギン」「リモネン」といった物質です。これらは果皮に多く含まれています。大分大学と日田市の企業が合同で行った研究でも、ゆずの果皮に喘息、**花粉症、アトピー性皮膚炎などを抑えてくれる効果が期待できる**という結果も！　アレルギー対策をしたいのなら、ぜひ皮を食べましょう。

アトピーには、ゆず種！

アレルギー体質の人や肌が弱い人がかかりやすい肌の病気に、アトピー性皮膚炎があります。子どものころ、アトピーだった！　自分の子どもがアトピーだ！　なんていう人は、ゆずの種がオススメです。

高知大学と馬路村農協が研究した結果によると、まだゆず種のどの成分が効いているのかわかっていないそうですが、**ゆず種オイルはオリーブオイルよりもアトピー抑制効果がある**という結果が出たそうです。

慢性化すると肌がごわごわになってしまうと言われているアトピー性皮膚炎。ゆず種はアトピーにいいだけでなく、美肌にもいいと言われている成分がたっぷり! アトピーケアをしながら、いつまでも美しい肌を維持してください。

ゆずで風邪に負けない体作りを

風邪は万病のもと

昔から「風邪は万病のもと」と言われていますよね。「そんなのは昔の話」と思いきや、そうでもないようです。

風邪の9割以上はウイルスが原因と言われており、そのウイルスの種類はなんと数百にものぼると言われています。これらのウイルスが原因で体のどこかに炎症が起きて、風邪の症状が現れるのです。

ちゃんと免疫機能が働いていれば、このウイルスを撃退できるのですが、体力が落ちているときなどはうまく撃退できず風邪をひいてしまいます。その症状は、その人の状態により様々なのだそうです。

たかが風邪と放置すると、様々な合併症を起こす可能性があります。その代表が肺炎です。悪化させると呼吸不全という病気になり、命を落とすことにもなりかねない、と言われています。また慢性気管支炎などの呼吸器疾患を持っている人が風邪をひくと、なかなか治りにくいと言われています。心臓病、糖尿病を持っている人の場合は、持病が悪化する可能性もあるのだとか。

昔から言われている「風邪は万病のもと」とは、あながち嘘じゃないようです。

風邪をひかない体作りに、ゆずの力を！

風邪をひかないために、免疫力アップ！ と言われています。免疫力アップを目指すなら、実はゆずがおすすめなのです。

昔から**「ゆず湯に入ると、風邪をひかない」**と言われていますよね。それは、ゆずの免疫力アップ効果のおかげと考えられています。**「風邪をひいたら、ゆず湯を飲む」**というところもあり、昔からその地域ではゆずの免疫力アップ効果が知られていたようです。

では具体的にどのような効果が期待できるのか見てみましょう。

抗菌、抗ウイルス、免疫力アップの効果

体の抵抗力が落ちると、どうしても風邪をひいたり、体調を崩したりしがちです。ゆずには細胞にウイルスが入らないようにする抗ウイルス作用や免疫力アップが期待できる成分が含まれています。それぞれ実験でも効果が証明されているんですよ！

●抗菌作用　ヘスペリジン、ナリンギン

胃がんなどの原因とされている、ピロリ菌の抑制作用が期待できる

●抗ウイルス作用　ヘスペリジン
単純ヘルペスやA型インフルエンザウイルスを抑える作用が期待できる
●免疫力アップ　βクリプトキサンチン、オーラプテン
動物細胞培養実験により、免疫組織を活性化させる可能性が示された

最初に述べたように、風邪の原因の九割以上はウイルスによるもの。ゆずに期待できる抗ウイルス作用で原因を退け、免疫力アップ効果で風邪に負けない体作りを目指したいですね。

ビタミンで免疫力アップ

風邪には「ビタミンC」がいい、とよく言われていますよね。これは「ビタミンC」にはウイルスの増殖を抑えたり、粘膜を強くしてウイルスの侵入を防いでくれたりする作用があると言われているからです。

しかもゆずは、含有量が豊富と言われているスダチやレモンよりも多く「ビ

タミンC」が含まれています。ビタミンという面でも、風邪をひかない体作りにゆずが有効なのです。

抗酸化力や鎮痛作用で、リウマチ・関節炎対策

関節炎とは?

関節の痛みやこわばりを感じる関節炎は、加齢によって起こるほか、骨折や脱臼、感染症など様々な原因で起こります。その中でも骨と骨の間にある軟骨がすり減ることで起こるのが、変形性関節症です。関節の間で炎症が起こったり、水が溜まり腫れあがったりすることがあります。

四十代から発症し始めるこの病気は、**八十代くらいになると男女関係なく、誰でもなりうる病気**です。

関節炎の原因のひとつ、関節リウマチ

関節炎の原因のひとつに関節リウマチがあります。名前はよく聞きますよね。

これは自己免疫疾患という免疫システムがうまく作用しなくなり、自分自身を攻撃してしまう病気のひとつです。患者数は、日本国内におよそ七〇万～八〇万人ほどいると言われており、女性だけではなく、男性の患者も二割ほどいるそうです。

免疫システムが自分の体を攻撃することで炎症が起こり、関節の腫れや痛みといった症状が起こります。さらに悪化すると、骨や軟骨も破壊し、関節の変形につながっていくのです。

関節が痛くなると、どうしても足腰がスムーズに動かせなくなります。その結果、生活に様々な制限が生まれてきます。例えば長時間歩いたり、重い荷物を持ったりする仕事は難しくなるでしょう。そうならないためにも、日々の対策が欠かせないのです。**痛みはQOL（生活の質）の低下につながります。**

痛みや症状改善が期待できるゆずの成分

ゆずには、関節炎や関節リウマチの症状に効果的な成分が含まれていると言われています。例えば鎮痛作用や抗炎症作用、血行促進作用など痛みを和らげてくれると言われている成分が含まれているのです。

関節に炎症が起こることで痛む関節炎や関節リウマチ。これらに対してゆずの成分が持つ抗炎症作用や鎮痛作用が効果的と言われています。それぞれの成分を見てみましょう。

●リモニン、ノミニン　「リモノイド化合物」という精油成分の一種。殺菌、抗炎症、鎮痛、抗腫瘍などの作用を持つと言われています。

●フラボノイド　強い抗酸化作用を持っており、炎症が悪化するのを防ぎ、鎮める働きが期待できます。フラボノイドノの一種である「ヘスペリジン」には、関節リウマチの痛みや炎症に関わる物質を抑えて、炎症や変形が進行しないようにする効果もあるといわれています。

●ピネン、リモネン、ヘスペリジン　皮に含まれる「ピネン」「リモネン」は血液をサラサラにする働きを持ち、白いワタや種に多く含まれる「ヘスペリジン」は毛細血管を強くしなやかにする作用を持っていると言われています。この二つの相乗効果で血行を促進し、関節などの痛みを和らげてくれることが期待できます。

神経痛の症状改善にも

特定の場所に針で刺されたような鋭い痛みが起こる神経痛。肋間《ろっかん》神経痛や三《さん》叉《さ》神経痛、坐骨神経痛など場所により名前がついています。原因が不明なものもありますが、炎症や腫瘍、帯状疱疹《たいじょうほうしん》などが原因で起こるものもあります。

神経痛にもゆず成分が持つ抗炎症作用や鎮痛作用が有効と言われています。

人間、いつも痛みを感じていると、ついつい眉間にしわが寄って表情が険《けわ》しくなったり、いろいろなことがおっくうになったりしてしまうものです。

できればいつまでも和やかな表情で活動的でありたいと願う人にも、ゆずはおすすめの食材です。

特に高齢者の方は、みんなでおしゃべりするときのお茶請けに、ゆずの皮を使ったお菓子を出してみてはいかがでしょうか。みんなでおしゃべりしながら一緒にいただけば、関節炎にも効果が期待できますし、さわやかな風味で気分もすっきりできますよ。

ゆずで便秘解消、腸を元気に!

「腸は第二の脳」で、ゆずに期待!

近年医学の世界では科学者たちによって神経消化器病学という新しい分野の研究が進み、腸は気分や感情、免疫系などに影響を与えることが解明されてきています。

「腸は第二の脳」という言葉をよく聞いたり見たりしませんか？　ＮＨＫの番組でも「腸内フローラ」のことが紹介されてから、腸を元気にする健康情報が巷《ちまた》にはあふれるようになりました。

気分の安定に欠かせない幸せホルモンとも呼ばれる神経伝達物質「セロトニン」は約九五％が腸の中で作られ、免疫細胞の七〇％は腸に存在すると報告されています。腸内環境を整えることが心身の健康を守るうえでとても大切だということですね！

ゆず果実を包む袋やスジ、種には「ペクチン」というゲル状のヌルヌルした水溶性の食物繊維が豊富に含まれています。保水性が高いので便の水分量を増やして柔らかくし、腸の中をツルっと移動しやすくするので、便秘の予防や改善に役立ちます。

父娘で学んだ「腸と便秘」

私は父親の体質を強く受け継いでおり、十代～三十代までは超便秘体質で一週間出ないなんて当たり前でした。

もともと腸が弱かった父が突発的な下血《げけつ》で入退院を繰り返すようになったのは四十代後半。私がその年代に近づいたころから「腸だけは大事にしろ」と耳にタコができるほど聞かされました。

父の腸は炎症がさらにひどくなり、六十歳のとき、大腸の一部を切断する手術を受けました。その後数年間は調子が良かったのですが、加齢とともに腸壁も弱くなったのか、七十歳を過ぎたころから、また下血が頻繁に繰り返されるようになりました。そのたびに入院して絶食です。

少しでも改善してほしいと思って、私や母が様々な栄養補助食品をすすめても頑固な父は素直に摂取してくれません。日に日に外出も減り、気弱になっていく父の姿を見ているうちに、とうとう主治医から大腸を全摘出する手術をすすめられてしまいました。

いろいろ検討した結果、手術をすることを決めたものの、七十代の体には相当負担がかかるリスクの大きいものでした。手術一カ月前、私も病院について

いき主治医の説明を聞くと「食事はよく嚙んで、とにかくしっかり消化させることを意識してください」と指導されたので思わず、

「先生、父は昔から早食いでよく嚙む習慣がついていません。それで私がゆずとこうじを加工した食品を父にすすめたのですがまったく信用してくれないんです。とにかく消化させることが大事なら毎食、コレを補うのはどうですか?」

手に持っていた現物を見せて相談しました。「あぁ、良いと思いますよ。ゆずとこうじって日本食の基本みたいなものでしょうから……」という主治医の一言で、やっとその日からゆずの栄養素を補うようになってくれたのです。一カ月間でしっかり栄養を補い、自然治癒力を高めてベストコンディションで手術を迎えなくては! このときだけは素直に取り入れてくれたので良かったです。

さぁ、いよいよ大腸を全部取るという大手術の入院日がやってきました。手術前の検査ではびっくりされるほど、腸内環境がキレイだと褒められ父もご満悦。心配していた手術も無事成功して、後は腸が動き出すかが勝負です。

わずか数センチ残してくれた大腸に繋《つな》げた小腸と直腸が活性化して自然排便できれば、今までと同じように生活が送れます。しかし活性化されず運動が見られなければストマ（人工肛門）を腹部に装着して暮らさなくてはいけない現実が待っています。

数日後、見事に自然排便ができるようになり、リハビリも順調で超スピード退院！　帰りに私の店に寄ってスタッフに挨拶をしたらしく、あまりにも普通に歩いて、顔色も良かったので、「お父様、本当に大腸を全部取るような手術をされたのですか？」と、疑われたほどの回復ぶりでした。

あれ以来、父はファイトケミカル栄養素をライフスタイルの中に習慣化して、元気に暮らしています。

ゆらぎスタイル日記——❷

ゆずケア剤で鎮痛効果を実感！

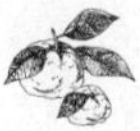

平成二十二年から介護予防活動の取り組みとして、私たちは高齢者介護施設を訪問しています。一番初めに訪問したのは、滋賀県大津市坂本にある老人介護施設、社会福祉法人「真盛園」でした。最初は、入居者のみなさんが抱える足の浮腫・皮膚のトラブルが予想以上のものだったため、動揺を隠すことができませんでした。

——みなさんが抱えている痛みやつらさを少しでも楽にしたい！

このとき抱いた強い思いが、「修復機能も免疫力も低下している終末期のデリケート肌の人でも安心して使え、良い結果の出せるケア剤を作る」という目標につながり、ゆずファクトリーを立ち上げるきっかけになったのです。

当時はモノ作りのノウハウもなく、多くの方の助けを借りながら試行錯誤の末、ゆず果皮から「アロマオイル」を蒸留。「ゆず芳香蒸留水」や「種子エキス」を原料にしたケア剤が完成するまで一年半かかりました。

完成したケア剤を手に、介護現場でいよいよ実践です。滑舌が衰え、相手に言葉で気持ちを伝えることも難しい高齢者の方からは、動作や表情で状況を摑《つか》み取るしかありません。

そーっと刺激を与えないようにケアを始めると……眉間《みけん》にしわを寄せた険しい表情が、塗布して擦った直後から優しいおだやかな表情に変わったのです！

このとき横で見ていた医務室の看護師さんやヘルパーさんから「ゆずってスゴイですね！　薬塗ってもこんなに短時間で表情が変わるなんてこと

なかった」と驚かれ、その後、施設内で使っていただくようになりました。二百名も入居されている介護施設なのに、寝たきりなどによって起きる褥瘡《じょくそう》（床ずれ）ゼロが実現できたと、医務室の方と喜びを分かち合ったりもしました。介護の現場で、むくみや冷えにゆずケア剤が活用されています。

またサロンワークや講習・セミナー会場で、リウマチや関節炎のつらい症状を和らげる方法はないか？という相談を受けることが増えてきました。もちろん私は医師ではないので、主治医に相談してもらい、承諾を得たうえで「ゆずワタ湯治」（P178）のやり方をお伝えしています。

実際に試された相談者から「久しぶりに朝までぐっすり眠れた」「体の芯から温もったせいか、ギューっと引っ張られて神経を刺すような痛みがなくなった」などうれしいご報告がたくさん届いています。

「ゆずワタ湯治」のやり方は第四章で紹介しています。食事のときにはゆず皮を加工したものがおすすめです。ゆず七味・ゆず皮パウダーをスープやお味噌汁に入れるだけでも良いと思います。

大切なことは継続すること! ゆずのシーズンにたくさんストックして、一年を通して、活用し続けてください。

第三章

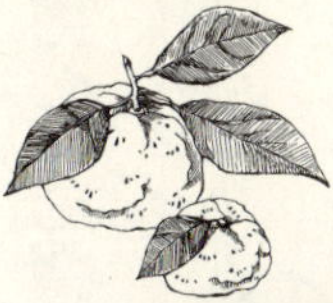

いくつになっても美しい肌、すこやかな体調

皮膚科医も驚く「ゆず」の効果

私の会社ではゆずから芳香蒸留水や種子エキスなどの原料を抽出して、植物由来原料にこだわって化粧品を作っていますが、実際やってみて、合成化学物質を使わずに商品化することがこんなに大変なことだとは思っていませんでした。

作る立場となり初めて見えた化粧品の裏側。「世の中の無添加・自然・天然・オーガニック・ナチュラル」の表記はいったい何を信じれば良いのかと、憤りさえ覚えます。

やっとの思いで完成したと思ったら今度は薬事法の厳しい規制で……ゆずの肌への効果を伝えるのは本当に難しい！

そんな中、私たちに力強い勇気を与えてくれているのは、医学博士や皮膚科医が推奨してくれているということです。特に皮膚科医の先生は、乳幼児の水いぼ感染の際の自宅でできるケアとして「ゆずは良いよ！」とすすめてくださっています。

使ってくれたお母さんたちが「本当に短期間でいぼが枯れてポロっと剝《は》がれてくれたので助かりました」とわざわざ報告に来てくれたときなど、苦労が報われる思いがしました。ゆずの効果を評価してくださる専門医のおかげで、子どもさんの皮膚トラブルで悩んでいるお母さんにゆずの素晴らしさが伝わりやすい環境が整いました。

また医学博士がヒトの肌で実験してくださり、保湿力・保護力・皮膚細胞の修復力や美白効果を証明されたので、介護施設にも導入してもらえるようになりましたし、今では訪問看護の理学療法士・看護師の方々が在宅介護の推奨品として伝えてくださるので、私たちが一番届けたい人に情報が伝わっていくようになりました。

草の根のように地道に少しずつでも、ゆずで肌の悩みに苦しんでおられる人たちに役立つものを生み出せたので良かったです。

この章の「ゆず」の効能は、今後ともきっと一般の方々に広がるであろう医学知識もふまえてご紹介しています。

ぷるぷるコラーゲン作りを助ける、ゆずの力

ぷるぷる美肌やしなやか血管を維持する仕組み

お肌や血管をしなやかに保ったり、関節がスムーズに動くために必要な栄養素として、「コラーゲン」「ヒアルロン酸」「エラスチン」が有名です。

皮膚の中の「コラーゲン」はロープの様な形をしており、ネット状になっています。ネットが壊れないように支えているのが「エラスチン」、ネットの間を満たしてお肌がハリのある状態になるよう支えているのが「ヒアルロン酸」などで構成される基質です。こんなふうに支え合っていることを想像すると、ひとつ欠けるだけでもお肌のダメージになることが想像できますよね。

肌の断面図

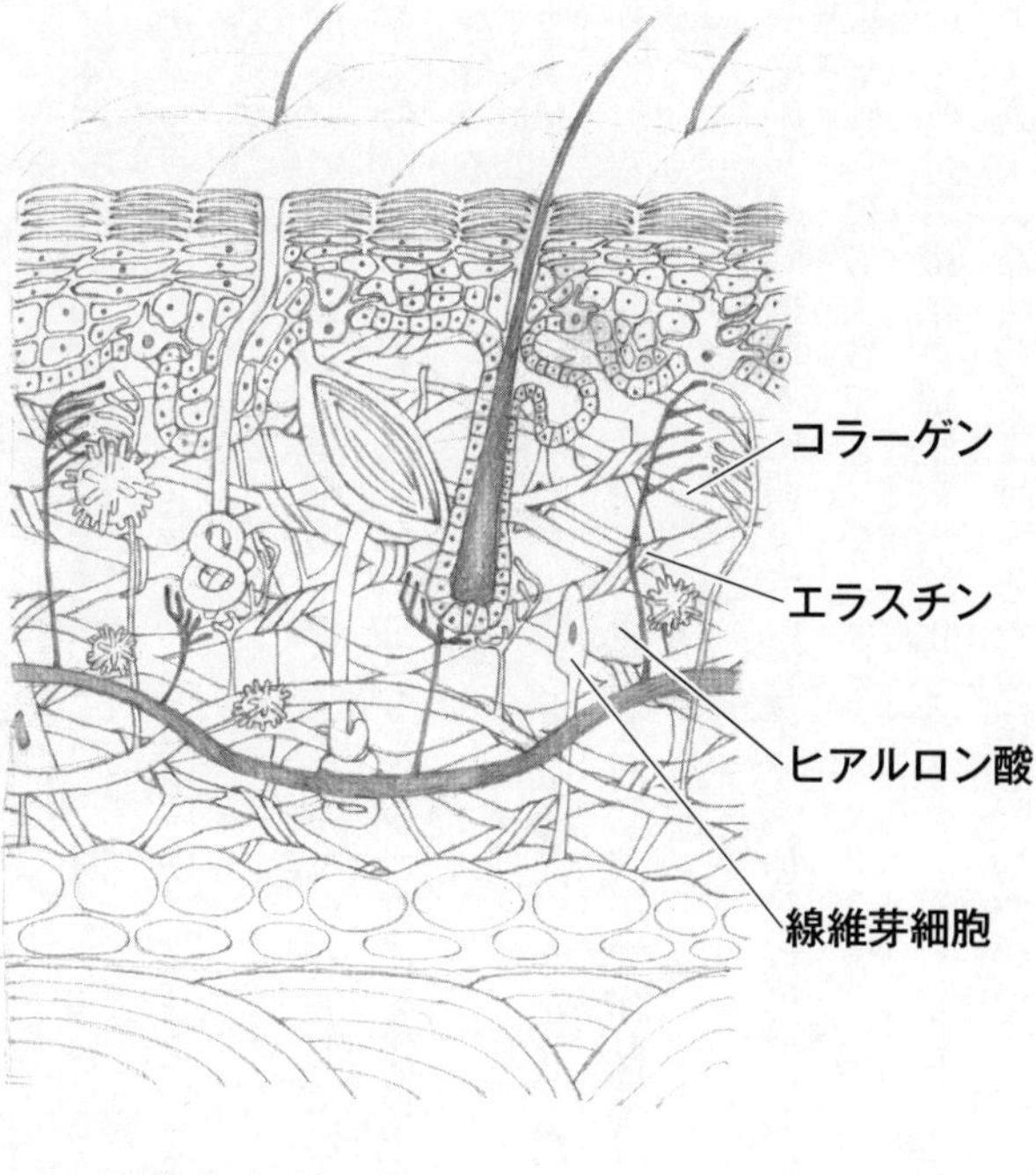

コラーゲンなどを作り出す「繊維芽細胞」って何？

人間は、この「コラーゲン」や「ヒアルロン酸」「エラスチン」を自分で作ることができるってご存知でしたか？

ヒアルロン酸などで構成される基質の中に、ぽつぽつと存在している「繊維芽細胞」というものがあります。これが「コラーゲン」などを作り出す働きや排出する作用を持っています。

細胞が「コラーゲン」などを作り出すにはとても時間がかかり、だいたい四〜六年と言われているそうです。しかも、ずっと同じ調子で作り続けてくれるわけではありません。

歳をとると、繊維芽細胞は徐々に弱っていきます。加齢以外にもストレスや**生活習慣、乾燥や紫外線も大敵です。**

日々ダメージを受ける繊維芽細胞を活性化させることが、ぷるぷるお肌やしなやかな血管、スムーズな関節を維持するためにも大切なのです。

繊維芽細胞活性化にゆずのパワー！

私の仕事のひとつに、ゆずの化粧品の原料作りがあります。その中で水蒸気蒸留装置を使って皮からゆず芳香蒸留水を、種からは種子エキスを抽出し、細胞実験を研究所に依頼しました。

その結果、**ゆず皮とゆず種、**この二つには繊維芽細胞を活性化させて、増やしてくれる働きがあることがわかりました。さらに、ゆず種エキスには**繊維芽細胞がコラーゲンを作るように促す効果も証明されたのです！**

四十代以上になると、繊維芽細胞から**コラーゲンが作り出されにくくなると**言われています。だからこそ、ゆずの皮や種を積極的に使って、ぷるぷる美肌を目指しましょう。

老け顔対策に！　ゆずでエイジングケア

肌老化の原因とは

老化をできるだけ抑えたいというのは、昔から多くの人の願いでした。クレオパトラや西太后《せいたいこう》など、歴史上の名だたる女性たちもエイジングケアにいそしみました。

肌が老化する原因として一般的に言われているのが、次の四つです。

①紫外線によるダメージ
②酸化によるダメージ
③糖化によるダメージ
④肌の乾燥によるダメージ

この中でも酸化によるダメージや糖化によるダメージ、乾燥によるダメージにゆずがおすすめなのです。

ゆずのエイジングケア効果

ゆずに含まれる成分「ヘスペリジン」はエイジングケア効果が期待できる成分です。**血管拡張作用や強い抗酸化作用、**そして抗糖化作用があると言われており、**ゆず皮やゆず種、**皮と実の間にある白い部分にも含まれています。

また強い抗酸化作用がある「ナリンギン」が含まれているほか、「ビタミンC」も豊富です。ビタミンAやEも抗酸化作用があると言われています。中に含まれる栄養だけでなく、ゆずの香りにも抗酸化作用が期待できます。

乾燥によるダメージには、**ゆず種**がおすすめです。ゆず種を覆っている「ペクチン」という成分には保湿効果があると言われています。

ゆずのどの部分をとっても、エイジングケア効果が期待できるのですが、一方で美肌作用も認められています。ある実験で健康な女性（二十三〜四十一歳）にゆず種エキスを摂取してもらったところ、肌の水分量がアップしたり、きめが細かくなったりという美肌作用が認められました。

老け顔の一因、たるみはなぜ起こる？

肌がどれだけきれいでも、ブルドッグのようにたるんだ顔では、老けて見えてしまいます。

たるみの原因は姿勢や食生活など多くの要因があります。筋肉が弱ったことによるたるみ、加齢により頭蓋骨が小さくなったことでも起こりうるのです。その中でも皮膚がたるむ大きな原因として、次のことがよく言われています。

（1）皮膚の弾力が低下

紫外線や加齢により、肌のハリを支えている「コラーゲン」や「エラスチン」の減少やターンオーバー（皮膚細胞の生まれ変わり）の乱れにより、皮膚の弾力が低下することが原因と言われています。

（2）乾燥

皮膚の表面が乾燥すると、その奥にある「ヒアルロン酸」などが減り、皮膚のクッションを維持できなくなることが原因と言われています。

たるみ顔を作るこの二つの原因に対して、**ゆずの持つ成分が有効に作用する**ことがわかってきました。

弾力低下にこそ、ゆずの力

肌の下を支えているのは、「コラーゲン」「エラスチン」、そして「**ヒアルロン酸」などの基質です**。これらを作り出す「**繊維芽細胞」を活性化させること**が、弾力維持に欠かすことができません（詳しくはP128のコラーゲンの話も参照してみてください）。

私が化粧品開発のために依頼した研究では、**ゆず果皮・ゆず種には「繊維芽細胞」を活性化させる力があり、特にゆず種には繊維芽細胞にコラーゲンを作らせる作用があることも**わかりました。ゆずは、たるみ対策にも有効なのです。

ゆずが持つ保湿作用

乾燥対策に欠かせないのが保湿です。ゆずにも保湿作用を持つ成分がありま す。注目すべきポイントは、ここでも**ゆず種**です！　ゆず種のまわりにはヌルヌルとしたものがついています。これは**「ペクチン」**という成分で、**保湿作用があると言われているのです**。このペクチンを上手に摂る方法として、ゆず種のジュレがあります。Ｐ１６３で紹介しています。

いつまでも白肌を保ちたいなら、黄ゆずに注目！

いつまでも白肌を保つ、シミ・クスミ抑制パワー

老け顔に見えてしまう原因のひとつに、シミ・クスミがあります。まだ完全には仕組みがわかっていないそうですが、想定される原因ごとにシミ・クスミ

の種類が変わってきます。

①紫外線が原因

メラニンクスミや老人性色素斑《しきそはん》といわれるシミは、日焼けなどでダメージを受けたとき、メラニンがたくさん作られることが原因と言われています。

②血行不良が原因

肌が濁《にご》ったような青っぽいクスミは血行不良が原因と言われます。また血行不良により老廃物が排出されずシミになることもあるそうです。

③糖化が原因

今まで使っていたチークが映えなくなってきた、なんとなく肌色が濁って見えるというときは、黄グスミといわれている状態かもしれません。このタイプのクスミは、「肌がこげる」とも表現される糖化がシミ・クスミの原因と言われています。

この三つの原因に対して、**ゆずの成分が効果的に作用することが**、化粧品開発の仕事の中で依頼した研究所の実験結果で証明されました。**シミ・クスミに悩む人に対して、ゆずは有効**なのです！

メラニンが原因のシミ・クスミにゆずの力

化粧品開発の実験では、ゆず種とゆず果皮から抽出したエキスの成分にメラニンの抑制作用があるかどうか調べてもらいました。その結果、**ゆず果皮・ゆず種ともにメラニンの抑制作用が認められました。**

果皮よりも強力なゆず種の美白パワー

果皮も種も同じ効果がありますが、より高い**美白作用を求めるならゆず種で**す。実験結果でも高濃度になればなるほど、美白のプロにも認められた人気成分「コウジ酸」と同じくらいのメラニン抑制作用を示しました。しかも、美白成分「ビタミンC」よりも強力という研究結果もでているのです。

美白成分「ビタミンC」もたっぷり

また香り成分のひとつ「ノミニン」にも美白作用が期待できるほか、ゆず果汁に多く含まれる「ビタミンC」にも、美白作用があると言われています。ビタミンCが壊れるのを防ぐ「ヘスペリジン」もゆずに含まれているのです。ゆずのビタミンC含有量は、柑橘類ナンバーワンといわれるほど豊富なことも、美白を目指す人におすすめしたいポイントです。摂りすぎても、尿と一緒に排出されるので安心です。

血行促進作用もあるゆず

血行不良が原因のクスミにも、ゆずはおすすめです。ゆずに含まれる「ヘスペリジン」「ナリンギン」には血液サラサラ作用があると言われています。私が依頼した実験の結果でもヘスペリジンに血行促進効果があるという結果が示されました。

ゆずの抗糖化作用

「抗糖化」作用がある成分もゆずには含まれています。血行促進作用もある「ヘスペリジン」は、私が依頼した実験結果では抗糖化作用も認められました。ほかにも「ナリンギン」やゆずに含まれる豊富なビタミン類（ビタミンA、C、E）には活性酸素を除去する作用があると言われています。糖化は活性酸素によって進みますので、これらの成分によって抗糖化が期待できるのです。

ゆず湯で冷え性を改善

血行促進にもおすすめのゆず

季節に関係なく、手足が冷たい。お風呂に入ってもすぐ手足が冷える。そんなつらい症状の冷え性。毛細血管まで血がめぐらないため、手足が冷えると言われています。

ゆず湯に入ると体がポカポカして、湯冷めしにくくなりますよね。それはゆずに含まれている血行促進作用を持つ成分「ヘスペリジン」と「ペクチン」がお湯に溶け出すからです。また「ヘスペリジン」には、毛細血管を強くしてくれる効果もあると言われています。ゆずには血液サラサラ作用の「ナリンギン」も含まれているので、相乗効果でさらに血行促進が期待できるのです。

また、血行を促進してくれるのは、実や皮に含まれている成分だけではありません。ゆずの香り成分のシトラールなどにも毛細血管を刺激して、血流をアップさせる作用があると言われているのです。

冷え性対策でゆずを使うなら、やはりゆず湯が手軽でしょう。ただ、ゆずの種にも血流改善効果があることは付け加えておきます。

ゆず種エキスを使った血流改善の実験を行ったところ、ゆず種エキスを摂った人に血流改善効果が認められたのです。ゆず種には血行促進作用のある「ヘスペリジン」が含まれています。血流改善を目指すなら、実や皮だけでなく、種も活用するといいようです。

ゆずのビタミンで疲労回復

三大アラームのひとつ「疲労」

体は危険な状況になると、様々な形で警報を発します。その中でも「三大アラーム」と呼ばれているのが、「発熱」「痛み」そして「疲労」です。たかが疲れと侮っていると、様々な病気に発展する可能性があるのだそうです。特に女性は男性に比べて疲れやすいと言われています。

疲労が起きる原因は、夏バテなどの気候によるもの、睡眠不足、様々なストレスなどが考えられます。通常はしっかり休養をとれば回復するものですが、疲労が蓄積することで休んでも疲れがとれなくなってしまう「慢性疲労」になることもあります。

疲労は体が発している「休め」のサインと心得て、疲れを感じたら無理をしないことが大切です。

ビタミンCで疲労回復

ゆずに豊富に含まれている「ビタミンC」は疲労回復にも効果的と言われています。ストレスに対しても効果的と言われているので、疲れているときは積極的に摂りたいもの。

また酸っぱい成分「クエン酸」もエネルギー代謝を活発にしてくれるため、疲労回復効果が期待できます。

ストレス解消にゆずの香りを

良いストレスと悪いストレス

家庭、仕事、人間関係……常に私たちは何かしらのストレスとともに生活をしています。ストレスには「良いストレス」と「悪いストレス」があり、「良いストレス」は、目標に向かって頑張るためのパワーになると言われています。でも「悪いストレス」は、体に様々な影響を及ぼします。例えば、血圧が上がってしまったり、病気になってしまったり。またうつになったり、アルコールなどへの依存症になったりと、心の状態や行動にも影響すると言われています。

〈ストレスの影響　例〉

●体への影響　心身症（頭痛、高血圧、狭心症、消化性潰瘍、過敏性腸症候群など）
●心への影響　うつ、不眠、不安など
●行動への影響　遅刻、アルコール依存、暴力など

とはいえ、ストレスを完全にゼロにすることは難しいもの。日々出合う「悪いストレス」に対しては、ほどよく解消することが必要でしょう。

ゆずの香りでストレス解消

ゆずは日本が世界に誇る柑橘類と言われるように、香りのバランスがよく、国内外問わず万人に愛される香りです。使いやすい香りというだけでなく、様々な効果を持っています。

その中の一つがリラクゼーション効果です。ゆずの香りを嗅ぐことで、自律神経系に作用し、リラックスできると言われています。香りに含まれている「リモネン」には、神経伝達物質の「GABA」に働きかけると作用がありま

す。「ＧＡＢＡ」には、興奮した神経を落ち着かせてくれる作用があり、リラックスした状態にするという**抗ストレス作用があるのです。**

また香りに含まれるモノテルペンアルデヒドの一種「シトラール」は、**疲れをとったり元気にしたりしてくれる**作用も期待できます。

ゆずの種や果皮にも抗ストレス作用

香りを嗅ぐだけでなく、ゆずの種や果皮の中にも抗ストレス作用がある成分が含まれると言われています。

ある実験ではゆず種エキスを摂取した人と摂取していない人それぞれに、五分間ストレス負荷をかけ、その後脳波の測定を行いました。その結果、ゆず種エキスを摂取していない人の脳にはα波が現れませんでしたが、摂取した人にはα波が現れたそうです。

この結果からも、**ゆずの種や果皮には抗ストレスやリラックス作用が期待できるのです。**

ゆらぎスタイル日記――❸

ゆずの有効成分は「ナノ化」されていた⁉

化粧品で気になるのが肌への浸透力ではないでしょうか？　そもそも肌にはバリア機能があって有害な物質が体内に入らないようになっています。例えば「コラーゲン」は肌の弾力を維持するのに欠かせない成分ですが、分子構造が大きいので肌を透過しにくいのが難点でした。

ナノとは一〇億分の一という意味で、肌に浸透できるほど細かいサイズになっていることを示します。ナノ化されているメジャーな成分といえば、ビタミンCやヒアルロン酸、コラーゲン、コエンザイムQ10など。化粧品などで、名前を聞いたことがあるのではないでしょうか。

ただし、大きな分子のものをナノ化するには莫大な開発費と設備が必要となります。そのため比較的ナノ化粧品は高価で販売されています。製品をみたとき、私が気になったのは、「ナノ化された有効成分が、ひとつの製品にどれくらい配合されているのか？」ということでした。

全成分表示はされているものの、消費者には配合量まで見極める判断材料がありません。食品と違って見えない部分が多いのが化粧品のように感じていました。

そんな中、私はゆずからアロマオイルを蒸留する実験をしていました。そのときに遭遇したある不思議な体験が、化粧品作りに踏み込むきっかけとなったのです。

アロマオイルを蒸留するときは、まず果皮を分別します。手作業をしていく中で困ったのが、二重でゴム手袋をつけていても、しばらくするとヌルヌル成分が素手まで浸透してしまい、滑って作業が進まないのです。

「穴が空いたのかなぁ？」

しかし、ゴム手袋に水を入れてもどこからも水は漏れてきません。これはどういうことなのだろうか？　私は製薬会社で化粧品開発に携わる知人に相談しました。

早速、現場を見に来てくれた知人は驚きを隠せない様子でこう言いました。

「岡山さん、これは化粧品の原料にすると、すごく良いと思いますよ！」

「化粧品？　なぜですか」

「この現象は、ゆずは初めからナノ化されていることを実証しているようなものです！　これはすごい！　莫大な開発費用をかけずに、素晴らしい化粧品がゆずでできるなんてうらやましいなぁ」

その後、私がゆずに含まれる「ヘスペリジン」を使った実験を依頼したところ、皮膚への浸透性があるという結果が示されたのです。

ゆずの分別加工の作業を自分でしていたからこそ発見できたゆずの魅

力！

だからこそ、声を大にして伝えたいことがあります。

「使いこなさず捨てるなんて、もったいない‼」

肌の乾燥やかゆみ、クスミ、シミ、たるみに、ゆずをまるごと使いこなせば、高い化粧品に頼らなくても、悩みはかなり解決してくれるはずなのです。

今年の冬はゆずを確保して、賢く保存！　ゆずで健康美肌ライフを始めてみませんか？

第四章

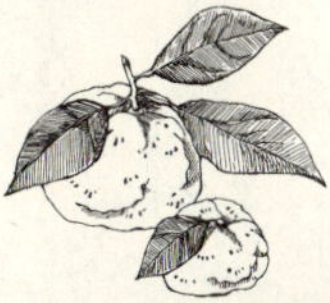

料理に、飲み物に、
お肌のケアに
〜実践活用術

ゆずを賢く冷凍保存！　ゆずの分解方法

ゆずの分解方法

本当は捨てるところがないはずのゆずですが、湯船に浮かべてポイッ、皮だけ使ってポイッと捨てられているのが現状です。もったいないですよね。ゆずを丸ごと使うためにも、冷凍保存がおすすめです。でもそのまま冷凍保存すると、解凍に手間がかかってしまいます。

そこで、おうちでできるゆずの冷凍保存方法をお教えします。

●下処理

（1）葉とガクを取り除く。

（2）実全体を二つに割る。

●果汁の保存

（3）果汁を搾る。↓ゆず酢の作り方（P161）へ

〈POINT〉無農薬のゆずなら、皮を下に向けて果汁を搾りましょう。皮を下に向けることで、香り高く防腐作用に優れた搾り汁にすることができます。

〈POINT〉きつく搾りすぎると、苦くなるので注意！

●皮の保存

（4）おろし金でおろすか、皮むき器で、実の部分に白いワタを残した状態になるように皮をむく。↓ゆず皮のおいしい活用法は169〜175ページを参照

●ワタと種

（5）二つに割った実のうち、片方はワタと種の部分に分ける。

〈ＰＯＩＮＴ〉実を取り出すときは、スプーンでそぎ落とすと取りやすいですよ。

（６）それぞれタッパーなどに入れて冷凍保存。

↓種の活用法は、ゆず種の黒焼き（Ｐ１５６）、袋、ワタ、スジの部分の活用法は、ゆずワタ湯治（Ｐ１７８）へ

（７）もう片方の実はワタと種が一緒になった状態のまま冷凍保存する。

↓ゆず種ワタジュレの作り方（Ｐ１６３）へ

それぞれ分解して冷凍したあとは、料理やゆず湯などに使用します。ゆず好きの人の中には、ゆず保存専用の冷凍庫を買った人もいるくらい、年中活用できるアイテムなんですよ。いろいろなレシピを用意したので、ぜひ日常生活でゆずを楽しんでみてください！

ゆずの保存方法

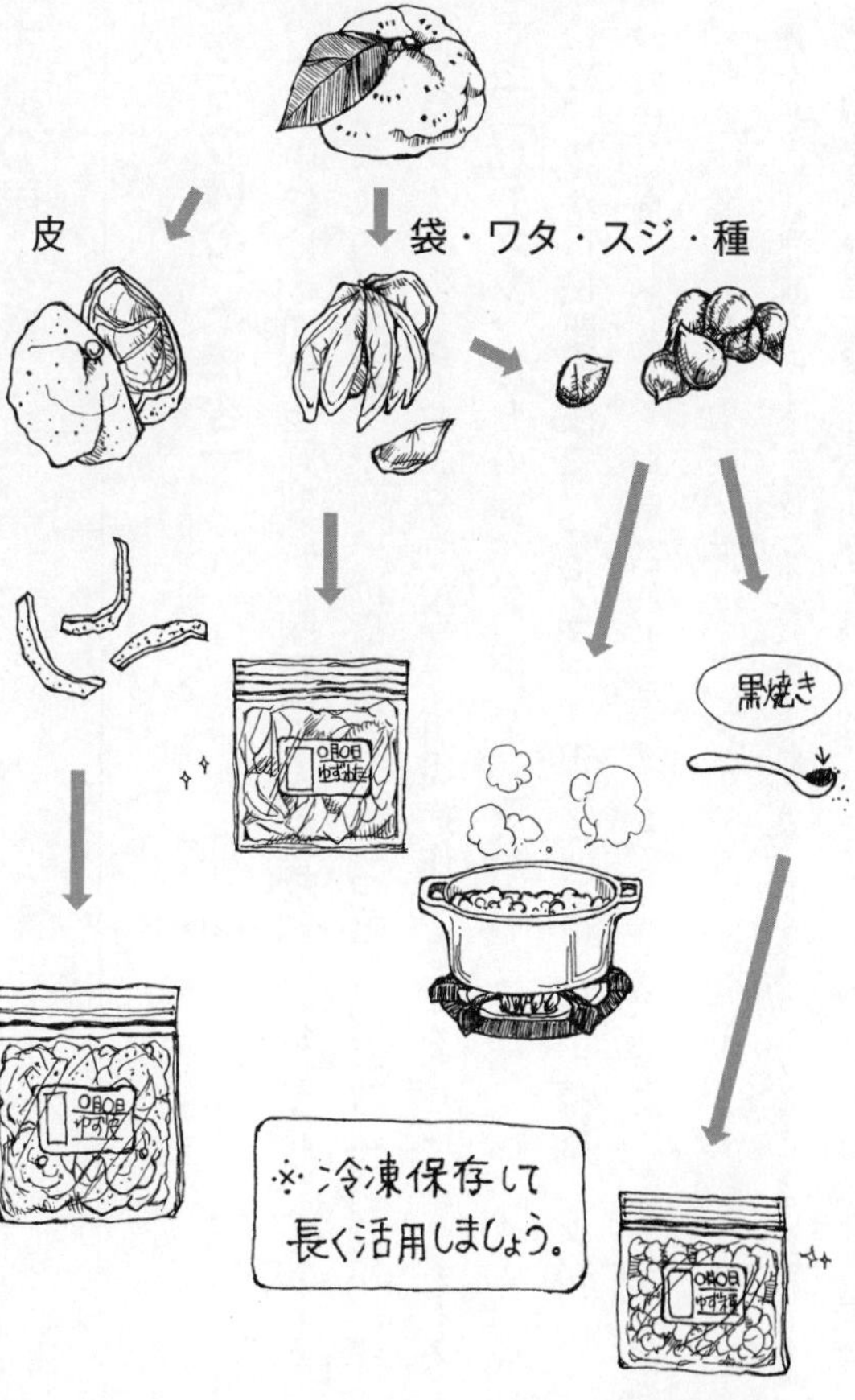

ゆず種の黒焼き

昔ながらの種の「黒焼き」

ゆずの種の中には、血圧上昇抑制、脳卒中や心筋梗塞の発作予防への働きが期待できる「ヘスペリジン」や強い抗酸化作用を持つと言われる「フラボノイド」、香りのもととなる精油成分で殺菌、抗炎症作用などを持つと言われる「リモニン」「リモネン」などの様々な成分が含まれています。

そのため、昔から民間療法で、リウマチ、神経痛、冷え性、頻尿、便秘、不眠などの症状に良いとされ、利用されてきたそうです。現代医学の研究でも、様々な効果があると報告されています。

でも種をそのまま食べても、硬い皮に阻まれて栄養を吸収することができません。そこで昔から黒焼きという方法がとられてきました。この方法なら栄養が吸収しやすくなり、効率的にゆず種の薬効をパワーアップさせた形で摂ることができます。

黒焼きにするメリットと作り方

〈メリット〉
●種に含まれる成分が損なわれたり変化したりすることがなくなる。
●効率よく、成分を吸収できるようになる。
●ゆず種の力に、炭の力が加わり効果アップが期待できる。
●炭の持つ酸化防止作用で、痛みや炎症の原因を抑える効果が期待できる。

〈作り方〉
（1）ゆず種をアルミホイルに包む。
（2）土鍋かフライパンで、十分〜二十分弱火で煎る。
（3）途中でアルミホイルを数回ひっくり返す。種が真っ黒になればでき上がり。

※焙煎機で黒焼きにしてもＯＫ。
（4）フードプロセッサーで黒焼きしたゆず種を粉状に粉砕する。
（5）密封容器で保管する。

期待できる効果

ゆずの中でも様々な成分が詰まっている種。粉状にしてコーヒーと一緒に抽出したり、カレーと一緒に煮込んだりと普段の料理に加えることで、様々な効果が期待できます。

(1) 殺菌・抗炎症・鎮痛・抗腫瘍などの作用

種には香りのもととなる「リモニン」「ノミリン」が含まれています。これらはリモノイド化合物という精油成分の一種で、殺菌、抗炎症、鎮痛、抗腫瘍などの作用を持つと言われています。

(2) 抗酸化作用

活性酸素は、体内に入り込んだ細菌やウイルスから身を守るために作られま

ゆず種の黒焼き

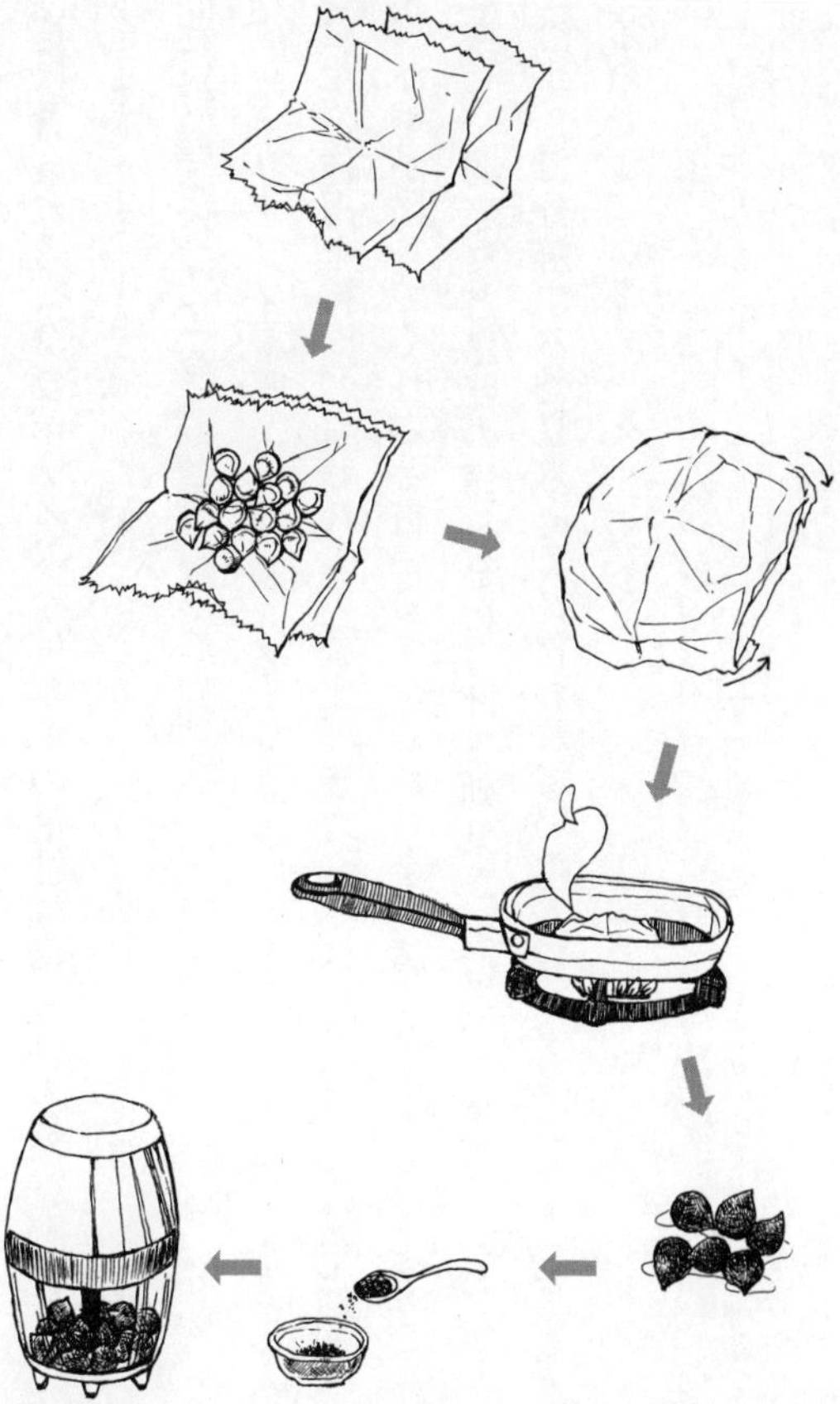

す。しかし、過剰に作られると、病気や老化のもとになると考えられているのです。種に含まれる「フラボノイド」は、この活性酸素を抑える抗酸化作用が期待できます。

(3) 血行促進・ダイエット効果

苦み成分「リモノイド」のもとになる「ピネン」「リモネン」は、血液をさらさらにする作用を持つと言われています。また「ヘスペリジン」は毛細血管を強くしなやかにしてくれると言います。これらを一緒に摂ることにより、血行を促進し、関節など患部の痛みを和らげる効果が期待できます。あわせて、脂肪を溶かして分解する効果もあると言われているので、ダイエット効果も期待できるのです。

手作りゆず酢

ゆず酢の作り方

穀物酢よりもクセが少ない果実酢。その中でもさっぱりとした風味で和洋どちらの料理でも使いやすいのが、ゆず酢です。冷やっこやてんぷら、鍋、肉料理、魚料理などに使えます。簡単に手作りできますし、一年くらい保存がきくので、常備調味料としてもおすすめですよ。

●材料

生搾りのゆず果汁、塩

●作り方

（1）保存用の瓶を煮沸消毒しておく。

（2）ゆず果汁と塩を九：一の割合でよく混ぜ、保存用の瓶に詰める。冷暗所で一年ほど保存可能。

期待できる効果

さわやかな風味のゆず酢は、飲み物や料理に幅広く使えます。例えば、すし飯を作るときにゆず酢を使えば、ゆず独特のさわやかな香りに。カクテル好きなら、ソルティ・ドッグ風のゆず酢カクテルはいかがでしょうか。グレープフルーツジュースの代わりにゆず酢を使うだけです。

ゆず酢に含まれるクエン酸や香り成分は、細胞を活性化して**体を疲れにくくしてくれる効果が期待できます。抗酸化に欠かせないビタミンC**もたっぷり含まれているので、美容を気にする人にもぴったり。ゆず酢を活かしたさっぱりメニューで美容と健康を手に入れましょう。

ゆず種ワタのジュレ

簡単なジュレのレシピ

ゆず種のまわりは、お肌にうれしい成分で包まれています。これを効果的に食べることができるのが、プルプルのジュレです。煮だすだけの簡単レシピです。

●材料

冷凍したゆずの種ワタ（ワタ・袋・果実・種）一五〇グラム、水　四〇〇㎖

●作り方

（1）鍋に水を張り、冷凍したゆず種ワタを入れる。

（2）沸騰しないように気を付けながら、二十分ほど弱火にかける。七〇度を超えると酵素が壊れるので注意。

〈POINT〉ここでうるおい美肌成分「ペクチン」を抽出！

（3）柔らかいジェル状になったら、粗熱をとる。冷めたらザルかガーゼ、もしくはさらし手ぬぐいでこす。

〈POINT〉繊維質を取り除きたい場合は手ぬぐいがおすすめですが、ペクチンが布目を通りにくいので注意が必要です。

（4）ガラス瓶に詰めて冷蔵庫で保存。一週間を目安に使い切ること。

〈POINT〉小分けにして冷凍保存をすれば、長期保存も可能！

期待できる効果と活用法

ゆず種の表面にあるヌルヌルの正体は「ペクチン」という成分です。保湿作用があるので、お肌をしっとりさせる効果が期待できます。また、「ヘスペリジン」「ナリンギン」の効果で、**美白作用**も期待できるそうです。ジュレを食べて、お肌につけて、ぷるぷる美肌を目指しましょう。以下にいくつか、ジュレを使ったレシピを挙げておきます。

ゆず種ワタのジュレの作り方

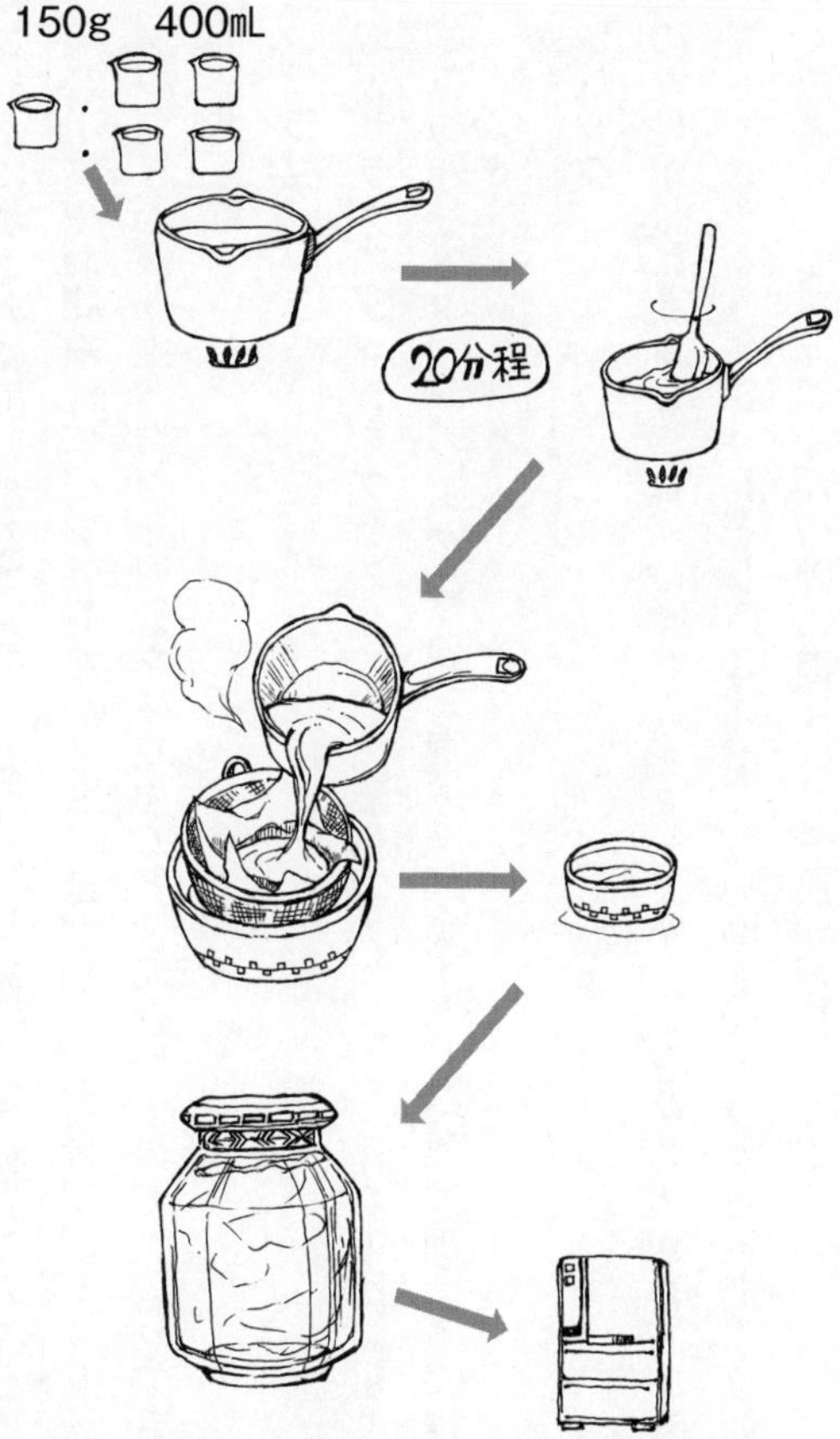

●ジュレスープ

汁物と一緒にこまめに摂取することで、老けない体作りを目指しましょう。お好みのスープやお味噌汁に、ジュレを小さじ一ほど加えるだけで、ジュレ入りスープのでき上がり！　ただし、量を多くすると苦味が増すので、入れすぎには注意してくださいね。

●ジュレサラダ

いつものサラダにジュレをプラスして、抗酸化力アップ！　作り方は簡単です。お好みのサラダドレッシングに ゆず種ジュレを小さじ一程度加えるだけです。

●ジュレパック

お肌の乾燥が気になるときは、冷やしたジュレでパックをするのがおすすめです。フェイスシートにジュレをしみこませて、いつものパックと同じように使ってください。ぷるんぷるんの弾力ある、つや肌が期待できますよ。

ジュレスープ

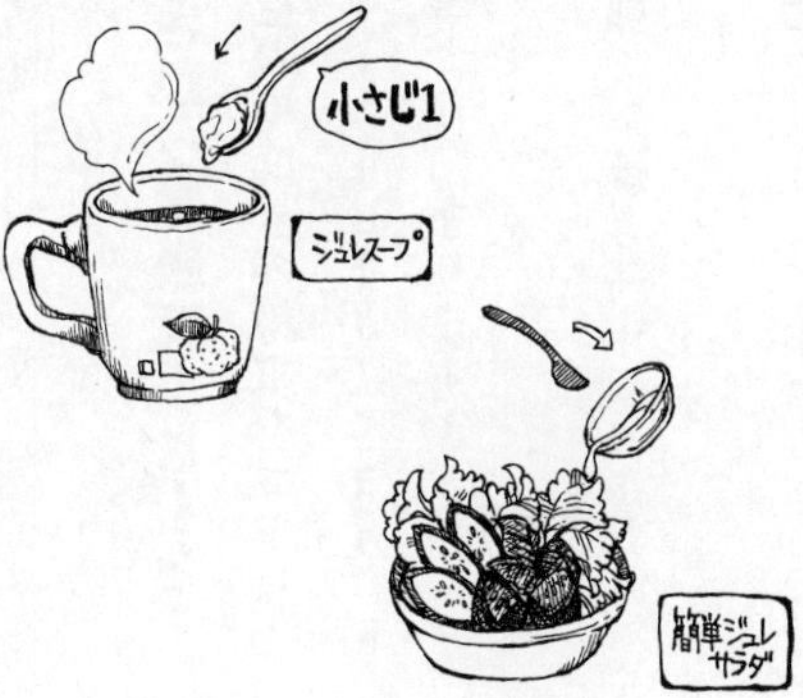

ジュレパック

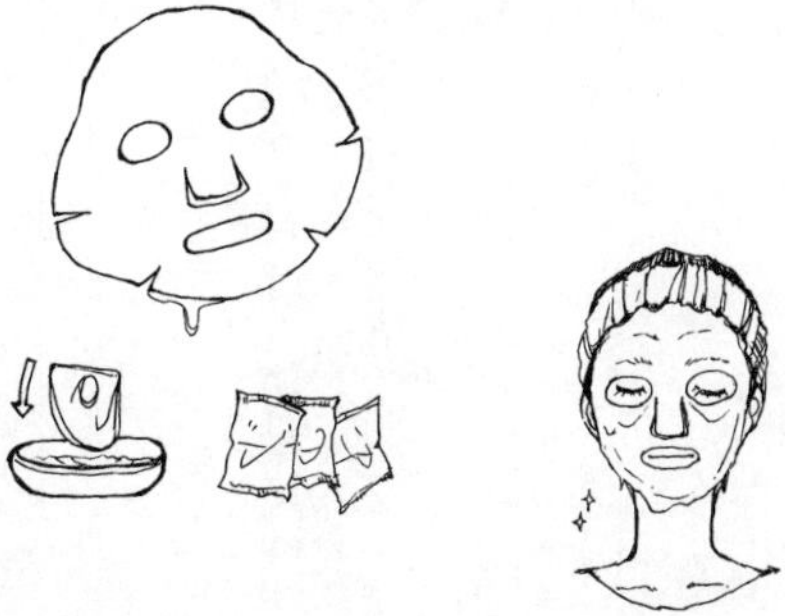

ゆずダイエットコーヒー

黒焼きから健康コーヒーを

ゆず種の黒焼きの粉末をコーヒーの粉と一緒にドリップすれば、簡単にゆずダイエットコーヒーができます。種に含まれた成分を普段から手軽に摂ることができるようになりますよ。

●材料

ゆず種の黒焼き粉末（P156）小さじ半分、コーヒー豆（粉末）一〜二杯分

●作り方

（1）コーヒー豆（粉末のもの）を、ドリッパーにセットする。そこにゆず種の黒焼き（粉末）も一緒に入れる。

（2）通常のコーヒーと同じように、お湯を注いでドリップコーヒーを作る。

期待できる効果

コーヒーの香りはとても強いものなので、ゆずの香りは感じられません。ただ、黒焼きの効果でほんのり苦みが増し、味の相性は抜群です。

ゆずの種に含まれる抗酸化作用、血行促進作用のほか、便秘の緩和や美肌成分を摂取することが期待できます。

朝のコーヒーをちょっとスペシャルにしてみませんか。

ゆず種黒焼き薬膳クッキー＆ゆず薬膳カレー

小腹が空いたらゆず種黒焼き薬膳クッキー

甘いものが苦手な人でも「これなら何枚でも食べられる！」と、大好評のクッキーをご紹介します。ダイエット中でもこのスイーツなら体にやさしくてヘルシー。栄養バランスを整えて楽しくスリムな体に変身できるかもしれません。ただ……クセになる美味しさですから、食べ過ぎには気をつけてくださいね！

●材料　三〇個分

ゆず種黒焼き　三グラム、バター　一二〇グラム、黒砂糖　三〇グラム、はちみつ　三〇グラム、薄力粉　一六〇グラム、卵黄　一個、胡桃　二〇グラム、松の実　一〇グラム、アーモンドダイズ　二〇グラム、細かく刻んだ棗（なつめ）　五グラム、ゆず表皮　小さじ一

●作り方

（1）ボウルにバターを入れ、泡だて器でクリーム状にする。黒砂糖を二回に分けて加える。

（2）(1)に卵黄とはちみつを入れ、混ぜる。

（3）(2)に薄力粉を三回に分けて入れる。胡桃、松の実、アーモンドダイズ、棗を入れて、混ぜる。
（4）(3)にゆず種黒焼きとゆず表皮のすりおろしを加えて、木ベラで混ぜる。
（5）(4)をポリ袋に入れて、十五分ほど、冷蔵庫で冷やす。
（6）(5)を冷蔵庫から出し、棒状にする。再び、冷蔵庫で冷やし固める。
（7）(6)を包丁で、七ミリの小口切りにして、天板に並べる。一六〇度のオーブンで十五～二十分焼く。

味も風味も魅力的なカレー

食べたとき、ほんのりとゆずの香りを感じるさわやかなゆず薬膳カレー。種や皮の粉末を利用して、胃もたれしにくく、血行促進や肝機能強壮が期待できる健康カレーです。おいしく食べながらエネルギーチャージができますよ。

●材料（二～三人分）

玉ねぎ　大一個、トマト缶　一缶、鶏もも肉　一枚、しょうが・にんにくの

すりおろし　各大さじ一、塩少々

【スパイス】クミン・ターメリック・コリアンダー・カイエンペッパーなどお好みのカレースパイス、ゆず種の黒焼き（粉末）お好みの量、ゆず皮（粉末）お好みの量

●作り方

（1）玉ねぎをみじん切りにして、あめ色になるまで炒める。

（2）食べやすい大きさに切った鶏肉としょうが・にんにくを加えて、さらに炒める。焦げ付きそうな場合は少し水を加える。

（3）スパイスを加え、さらに炒める。

（4）全体がなじんだら、トマト缶と水を具がひたひたになるまで入れる。

（5）三十分ほど煮込めば完成。

期待できる効果

実はゆず種は長時間おいておくと、カレーのスパイスのような香りがしてき

ます。なので、ほかのカレースパイスとの相性は抜群！　さらに、カレーを食べたあと、**ほんのりゆずの香りを感じるさわやかなカレー**になるので、きっと癖になりますよ！

ゆず種と皮を配合することで、消化促進作用が期待でき、胃もたれしにくくなります。ゆず皮には**血行を良くし、代謝を促進してくれる**「リモネン」「シトラール」「リナロール」が含まれているほか、**肝機能を強化する働きも期待**できます。

また、種に含まれる**血圧上昇抑制作用や脳卒中、心筋梗塞予防効果が期待さ**れている「ヘスペリジン」、**抗酸化作用ができる**「フラボノイド」、**抗菌・抗炎症作用が期待される**「リモニン」「リモネン」といった豊富な成分を、カレーやスイーツで摂取することができます。二つとも家族みんなの健康に一役買ってくれるレシピです。

即席！　生ゆず七味

何にでも合うオリジナル七味

普段なにかと使う七味を、簡単にゆず風味にアレンジしてみませんか。フレッシュでさわやかな香りが広がり、健康成分もたっぷりです。

●材料

冷凍ゆず皮　五〇グラム（実生ゆずの場合は約一個分、接ぎ木ゆずの場合は約三個分）、市販の七味一五g、ゆず酢（P161）小さじ一

●作り方

（1）冷凍ゆず皮を解凍してフードプロセッサーあるいは、すり鉢で粉砕する。

（2）粉砕したゆず皮に七味を加えて混ぜる。

〈3〉そこへゆず酢を加えて混ぜる。全体がなじんだら、冷蔵で保存。

〈POINT〉長期保存する場合は、さらに塩小さじ半分を加えましょう。

期待できる効果

うどんやそば、焼き鳥などの薬味のほか、マヨネーズとあわせてもおいしい七味唐辛子にゆずのさわやかな風味を加えました。

江戸時代に普及したと言われている七味唐辛子は、「漢方を食事に取り入れられないか」という発想から作り出されたという説もあり、体にいいと言われる成分がたっぷり含まれています。

そこにゆず皮をプラスすることで、さらなる**消化促進効果**、**脂肪燃焼効果**や**体温アップ**など、様々な効果が期待できる健康薬味に大変身！　簡単に作ることができるので試してみてくださいね。

大人味のゆず種ワタジャム

大人味の大人のためのジャム

健康のためにも美容のためにも摂りたい、ゆず種とワタの部分をフル活用したいですよね。朝ごはんやおやつに使える大人味のジャムをご紹介します！

●材料

ゆずのワタ・種、水、砂糖 一：一：一の分量で、リキュール（梅酒、ブランデーなどお好みで）大さじ二、煮沸消毒した瓶

●作り方

（1）ゆずのワタ・種と水を鍋に入れ、加熱しながら砂糖を足していく。

〈POINT〉甘いものが苦手な人は、砂糖を好みの甘さまで足してストップ。甘さ控えめになります。

（2）好みのとろみになったら、風味づけのリキュールを加え、再度加熱。アルコールを飛ばせば完成。

（3）煮沸消毒をした瓶に詰めて保存。

期待できる効果

甘みの中にジューシーな果汁感とほんのりとした苦みが楽しめる、大人味の種ワタジャムです。一時間ほどかけて煮込めば、種も柔らかくなり食べることができます。大人だけで食べる場合は、ちょっとアルコール分を残してもいいかもしれません。より大人っぽい味になりますよ。

ワタと種は健康と美容にいい成分がたっぷり。乾燥肌が気になる、肌のハリが気になるといった悩みに効果が期待できる「ペクチン」、抗酸化作用があると言われている「フラボノイド」などのほか、血圧上昇抑制作用、がん予防、心筋梗塞や脳卒中の予防効果があると言われ、骨粗しょう症、冷え性などの改善も期待できる「ヘスペリジン」も含まれています。

デザートを楽しみながらこれらを摂れる、体にもやさしい一品です。

現代版湯治！　美肌にもなれる「ゆずワタ湯治」

現代版「ゆず湯」の提案

江戸時代から続く冬至の習慣のひとつにゆず湯があります。お風呂場いっぱいに広がるさわやかな香りは気持ちいいものですよね。でも、肌が弱い人の中には、丸ごとゆずが入ったゆず湯は刺激が強すぎるもの。そこでおすすめなのが、お肌に優しくて、さらに美肌になれる現代版ゆず湯です。

●作り方

（1）ゆずのワタの部分（P152）をティーバッグ袋か洗濯ネットに入れてゆず湯のもとをつくる。

（2）ゆず湯のもとを浴槽に入れてから、お湯をためる。

（3）浴槽に浸かりながら、ゆずが入った袋をもみほぐして成分をお湯に溶け込ませる。

〈POINT〉お湯を抜いた後、ゆず湯のもとでバスタブを磨くと、水垢が簡単に落ちてお風呂がピカピカに！　お風呂掃除も簡単に済ませられて、一石二鳥ですよ。

期待できる効果

丸ごとゆずを入れたゆず湯と違い、ワタの部分を使ったゆず湯は、**お湯がトロトロに**。さわやかな香りが広がる柔らかいお湯は、感動レベルです！

血行促進効果で体がポカポカ温まり冷え性改善が期待できるほか、**リウマチなどの痛み改善**も期待できます。**新陳代謝アップやうるおい美肌効果**もあると言われています。また、ゆず湯はピリピリして苦手という人も、刺激の原因として考えられるゆず皮が入っていないので、このゆず湯なら安心してゆっくりお風呂に浸かれますよ。

ゆらぎスタイル日記――❹

ゆずで消化力を鍛える

近年、栄養学に関する研究を見て、「今まで何気なく食べていた野菜にこんなに凄い効果があったんだ！」と、発表のたびに驚かされています。良いもの、機能性に優れているものの情報が次から次へと発表されるたび、「いったい何が今の私に必要なのか、もうわからなくて……」というご相談も受けることが増えました。

その際、私がご相談者に伝えているのは「まずやるべきことは、栄養を消化する力を補って土台を作りましょう！」ということです。

なぜなら、肝心な消化力が弱っていたのでは、せっかく栄養を摂取しても体に巡らせることができません。ただ体内を通過しただけで外に排出されてしまっては、努力が報われないですよね。

私がゆずを一押しする理由のひとつは、ゆずが持つ「消化促進力」のすごさに日々驚かされているからです！

仕事柄、介護現場で高齢者や障がい者の若い男女とともに過ごす時間が多いのですが、彼らの共通点は胃腸が弱い！　ということ。

そこで食事、あるいはセルフケアでゆずを活用してもらったところ、短期間で消化器系のトラブルが解消されるという声を多く聞きました。人によって症状は違いますが、食が細かった高齢者はしっかり食事ができるようになったり、「胃が重だるい！」と訴えていた人は「久しぶりにお腹がちゃんと空いた！」と笑顔で報告してくれたりします。

何より消化器系が元気になると脳も活性化するみたいで、みなさん以前よりも活発な表情に変わるんですよ！

第五章

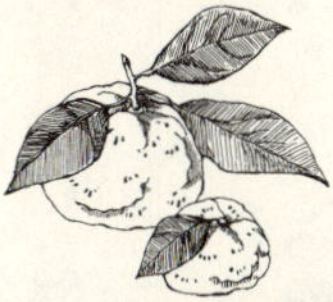

ゆずと日本人の暮らし

古い文献にも残るゆず

ゆずはどこからやってきた？

日本のお隣・韓国にも、代表的なお土産のひとつに「ゆず茶」があるように、ゆずを食べる国は日本だけではありませんよね。でも、ゆずはどうやって日本にきたのでしょうか。

ゆずやみかんなどの**柑橘類の発祥の地**は、**インドの北東部にあるアッサム地方**と言われています。紅茶の銘柄アッサムティーでも有名な地ですよね。様々な種類の食品が、そこから長い時間をかけ、世界中に広がっていきました。オレンジの発祥の地は中国、ライムはインドで生まれたそうです。

日本で一番古くからある柑橘類はタチバナと言われており、二千年前、一世紀ごろには既に存在していたと言われています。

では、ゆずはどこで生まれたのでしょうか？　一般的に言われている原産地は中国の揚子江上流付近と言われています。地名で言えば、チベットから甘《かん》粛《しゅく》、四川、雲南。そして中流域に位置する湖北あたりまでに自生しているそうです。

日本へやってきたのは、飛鳥から奈良時代ではないかと言われています。このころは、遣隋使や遣唐使が海を行き来していた時代。ルートについては、中国からやってきたとも、朝鮮経由なのでは、とも言われています。

『続日本紀』にも残るゆず

国内に残る文献の中で、一番初めにゆずが出てくるのは、奈良時代に編纂が始まった『続日本紀』です。七七二年の記述に、降ってきた隕石の大きさをゆずにたとえた記述が残っています。このころにはもののたとえになるくらい、ゆずは身近なものになっていたようです。

ゆずを添えた料理は千年前にもあった！

平安時代、九七五年前後に成立したと言われる『蜻蛉日記《かげろうにっき》』にも、ゆずに関する記述が残っています。

「しりへの方なる池に、しぶきといふ物生ひたる」といへば、「とりてもて来」といへば、もて来たり。深笥《みかけ》にあへしらひて、柚おし切りてうちかざしたるぞ、いとをかしうおぼえたる

しぶきという名の植物を器に盛り、その上にゆずを刻んで食べたようです。今もそばや煮魚などに、刻んだゆずを添えますよね。千年以上も前から、刻んだゆずを添えた料理が作られていたのですね。

宴の余興にゆずが登場？

鎌倉時代に成立したと言われる説話集『古今著聞集《ここんちょもんじゅう》』の中では、宴を盛り上げるアイテムとしてゆずが登場します。

滋井入道〈○藤原實教〉宰相中將にて侍ける時、梶井宮にまいりけるに盃酌有けり、終座に成て宰相中將、今は柚まいらばやと侍ければ、すなはち参らせたりけり、或上達部〈經家卿と云々〉柚八柑七とこと葉をつがひて、八にきりたりけるを、宰相中將見て、あしく切つる物かなと思ひて、ともかくもいふことなかりけり、宮も御覽じて、何とも仰られざりけり、とばかり有て行算○○まいれやと仰られければ、等身衣にかりばかま著たるさぶらい法師の、みめよくつき〲しげなるまいりたり、その柚きりてまいらせよと仰られければ、こしより包丁刀をぬきたりけり、まづ興有てぞ見へける、ぞんずる所きりてまいらせたりければ、宮以下入興有けり、くだんの行算さゑもんばうは、行孝が弟せけり、其げい舎兄にもはぢざりけるとぞ、柚をば三切にぞ切たる、をよそ柚をきることは、盃酌至極の時の着物せ、盃を取人必ず三度呑事にて侍とや、宴の中で、ゆずを切るパフォーマンスが披露されていたようです。宴の会場いっぱいにひろがるゆずの香りを想像すると、なんともみやびじゃないですか？

ゆずの代表的な銘菓、ゆべしはいつ生まれた？

源平の時代に生まれたと言われているのが、ゆずを使った代表的な和菓子・ゆべし。各地に様々な伝統的なゆべしの作り方が伝わっているようです。甘味の印象が強いゆべしですが、中には酒の肴《さかな》になるようなものもあるようです。

冬至にゆず湯に入るワケ

一年で一番昼が短い日、冬至

冬至は毎年十二月二十二日ごろに訪れる二十四節気のひとつで、北半球では一年の中で一番昼が短く夜が長い日です。かつて太陽が神様とあがめられていた時代には、生命を維持する力が弱る日と考えられていました。

旧暦でみてみると冬至が訪れるのは霜月（十一月）にあたります。十一月は全国的にみても秋祭りの多い時期。旧暦からの名残で、生命を維持する力を活性化しようとしているのかもしれませんね。

また冬至を境に、昼が少しずつ長くなっていきます。そのため、旧暦では霜月を十二支の最初の月にしていたそうです。

早稲田・穴八幡宮の冬至祭

東京都早稲田にある穴八幡宮《あなはちまんぐう》では、毎年冬至から二月の節分までの間、「一《いち》陽来復《ようらいふく》」と書かれたお守りが配られる冬至祭が行われています。このお守りは、金柑《きんかん》と銀杏《ぎんなん》が入っており、**金銀融通のご利益《りやく》**があると言われています。

このとき同時に境内で見られるのが、**ゆずの出店**です。「融通がきくように」

（何事も滞りなく進むように）という願いから、「融通」を「ゆず」にかけて、境内でゆずを売っているのだそうです。近くにはゆずの皮が入った「融通そば」が食べられるお店もあります。

冬至の日に、こんなゆずにまつわる縁起物と出合いに足を運ぶのも楽しそうですよね。

市指定無形民俗文化財のゆず祭り

さいたま市にある一山《いっさん》神社では冬至になると、市指定無形民俗文化財にも指定されている冬至祭が行われます。この祭りの別名は「ゆず祭り」。祭壇には数多くのゆずが供えられ、境内では火焚《ひたき》神事が行われます。

ここの冬至はかぼちゃを食べたり、ゆず湯に入ったりするだけでなく、ゆずを縁の下に放り込むという風習があるのだそうです。そうすることで、無病息災、火災予防のおまじないになるそうですよ。

冬至にゆず湯に入ると風邪をひかないワケとは？

冬至にゆず湯に入ると風邪をひかない、と言われていますよね。この日はゆず湯以外にも、小豆粥《あずきがゆ》やかぼちゃを食べて無病息災を祈ります。小豆の赤い色が邪気を払うそうで、地域によってはかぼちゃと小豆を一緒に煮るところもあるそうです。

冬至にゆず湯に入るようになったのは、室町時代の書物には記録がなく、江戸時代の書物には出てくるため**江戸時代から**と言われています。

この日にゆずを用いるようになったのは、「冬至」と「湯治」、「融通」と「ゆず」をかけた**語呂合わせからきている**のでは、と言われており、銭湯の宣伝で広まったという話もあります。

ただし冬至にお湯に浸かる「冬至湯」という習慣は、奈良時代の聖武天皇のころからあったそうです。これは季節の変わり目に際し、みそぎの役割を果たしていたと言われます。**ゆずの強い香りは邪気を払う**という考え方もあり、身を清める意味もあったのかもしれません。

それ以外にもゆずにはいろいろな意味が込められています。ゆずの樹齢にあやかったという説や、実がなるまで長い時間がかかるため「長年の苦労が実りますように」という願いを込めたという話も聞きます。

ある地域では「しもやけにならない」「長寿の薬」、そして「肌が白くなり、器量がよくなる」なんて言われているそうです。ぜひあやかりたいですね！

季節の行事とゆずの関係

豊作を感謝する「亥の子」

主に西日本で行われている風習で「亥《い》の子」というものがあります。これは旧暦十月の亥の日に行われ、田んぼの神様に豊作を感謝する日と言われています。

このお祭りの供物は地域によって変わります。香川県のある地域では、「丸いものを祀《まつ》らなければならない」と言われており、おはぎと一緒にゆずを供えているそうです。別の地域では、一升マスにおはぎを入れるほか、一緒に大根やゆず、芋などを大きなざるに載せて供えます。また、同じように大きなざるに大根やおはぎ、ゆずなどを供えるのですが、ゆずは五升マスに三個となっている場所もあります。ざる＝箕《み》にお供え物を入れるのは、「実が良く入りますように」という願いが込められているそうです。

また、「この日にこたつを出したら、火の用心がいい」と言われているそうで、亥の子から冬になるという意識が強かったようです。

秋の行事「恵比寿講」

十一月もしくは十月、そして一月の二十日に行われる「恵比寿講」は商売の神様、えびすさまを祀ったお祭りです。秋は「農業の恵比寿講」、正月は「商売の恵比寿講」と言われています。

埼玉県の所沢のあたりでは、小豆ご飯やけんちん汁、魚やこんにゃくの白和えなどのおかずのほか、ゆずもお供えしていたようです。ゆずをお供えしていたのには意味があり、「融通がきくように」という願いが込められていたと言います。ゆずと融通をかけていたのですね！

冬至ゆずのぬかみそ漬け

冬至はゆず湯が有名ですが、お風呂以外にもゆずが登場する風習があります。それがゆずのぬか漬けです。

埼玉県草加《そうか》市のあたりでは、冬至になると柚子をぬかみそに漬けます。そして、正月三が日、朝の雑煮と一緒に食べると「風邪をひかない」と言われているそうです。

お正月の準備に、大根のゆず巻

お正月の準備が始まる十二月中旬。埼玉県秩父のあたりでは、大根のゆず巻を作り始めるのだそうです。これは薄切りにして干した大根にゆずの皮をまき、漬け汁に漬けたもの。お正月料理の後に食べると、さっぱりとした味でおいしいのだそうですよ。

ゆずと寺社仏閣

大師様のゆずみそ

寺社仏閣の中には、ゆずに関連したアイテムを縁起物としているところもあります。

まず紹介したいのが、弘法大師ゆかりのゆずみそを、千二百年以上の長きにわたり伝えているお寺。それが、大阪府河内《かわち》長野市にある盛松寺《せいしょうじ》です。

お寺が伝える由来によると、弘法大師が勅命を受け、修行場を探す旅をしているとき、この地で昼食を摂りました。そこへ集まってきた村人が「疫病がはやっています。この苦しみからお救いください」とお願いしたそうです。それを聞いた弘法大師はきれいな飲み水を確保するように指導し、あわせて冬至にゆずみそを作れば健康な体になり、疫病にかかることはない、とおっしゃったそうです。

そのときの製法を今も受け継いでいる盛松寺。毎年十二月二十一日、祈禱したゆずみそをお供物として配っているそうです。

ゆずの健康効果は、こんな昔から知られていたのですね！

ゆずご飯

京都府にある三宝寺《さんぼう》では、十二月に「厄落としの大根焚き」が行われます。この行事は一年の罪や汚れを落とすという、日蓮宗の秘法だそうです。このとき大根と一緒に振る舞われるのが、ゆずご飯です（大根、ゆずご飯ともに有料）。なぜゆずが登場するのかというと、日蓮聖人が大切にされていたからだそうですよ。

柚でんぼ

京都府・伏見稲荷大社の大門前で売られているお土産「伏見人形」と一緒にゆずの形をした素焼きの器を見ることができます。それが「柚でんぼ」です。伏見稲荷は五穀豊穣の神様として昔からあがめられてきました。ここの土を田畑にまくと、農作物がよく実ったと言われています。今は田畑にまく風習はなくなりましたが、門前で作られる土人形は残りました。

もともと「柚でんぼ」は神様にお供えするために使われていたと言われていますが、その後はおままごとの道具として使われるようになったそうです。

伏見稲荷の名物はいっぱいありますが、昔はお供えにも使われていたという「柚でんぼ」も探してみてくださいね。

葛飾北斎が作った脳卒中の薬を紹介！

葛飾北斎が作ったと言われる「卒中の薬」（『葛飾北斎伝』より訳出）

第二章で、葛飾北斎が中風（脳血管障害）になったとき、自家製の薬を使ったと紹介しました。いったいどんな薬だったのか気になりますよね！　実は作り方も今に伝わっています。

●材料

ゆず　一個、極上のお酒　一合

●作り方

（1）ゆずを竹へらで細かく刻む。果汁は搾っておく。

（2）土鍋に刻んだゆず、果汁と酒を入れ、静かに水あめくらいの状態になるまで煮込む。

（3）水あめ状になったら、種をとりだす。
（4）水あめ状のものを器に入れ、白湯で割って飲む。

北斎は金属を薬作りに用いるのはよくないと考えたのか、この薬を作るときは包丁や鉄鍋を使わなかったようです。

この自作の薬を飲んだ北斎がその後どうなったかというと、なんと調子がよくなったそうです。ちなみに病気になったのは六十八、六十九歳ごろとのことですが、彼が亡くなったのは、それから二十年も後の九十歳。脳卒中を経験しても、元気に長生きしたようです。

全国に広がるゆずの里

ゆずは日本全国で元気です！

現在では、直接栽培しているところを見かけることはほとんどなくなりましたが、ゆずは全国のいろいろな地域で栽培されています。

例えば、ゆずで有名な高知県の中にも、ゆずドリンク「ごっくん」で有名な馬路村があったり、実生ゆずの森がある北川村があったり……もちろん、ほかにも名産地がいくつもあります！　あなたはいくつ、知っていますか？

中岡慎太郎がゆず作りを奨励した高知県北川村

ゆずで有名な高知県の中でも一大産地と言われている北川村には、古くからゆずの木が自生していたそうです。それに目を付けたのが、幕末の志士・中岡慎太郎。彼はこの北川村の出身で、庄屋の生まれでした。

幕末安政のころ、土佐で大きな地震が起こります。江戸から呼び戻された慎太郎は、病気の父に代わり、塩も買えなくなるような飢饉《ききん》に備えて、防腐剤や調味料として利用できるゆずを育てることを奨励したと言われています。だからでしょうか。この村の名物・**田舎寿司**には、米酢ではなく**ゆず果汁**が使われています。

また北川村の中には、多くの実生ゆずが育つだけでなく、樹齢百年以上の枯木ゆずばかりの森も残っているそうですよ。

有名ドリンク「ごっくん」の産地、高知県馬路村

ゆず好きならきっと一度は目にしたことがある有名なゆずドリンク「ごっくん」の産地は、高知県馬路村です。

この商品を考え始めたのは昭和六十年のこと。「一〇〇円で飲めるゆずドリンクを作ろう」と試行錯誤の末、昭和六十三年六月から発売開始されました。ラベルには「馬路村公認」と入っていますが、発売当初は村長の許可も取らず、勝手に「公認」と名乗っていたそうです(もちろん、今は公認です!)。最初はなかなか売れなかったそうですが、CMをきっかけに商品認知度と売り上げ、そして馬路村の知名度も上がっていったそうです。

現在は「ごっくん」以外にも、甘さ控えめな「ユズカン」、濃い目の「ゆずの村」など様々なゆずドリンクを展開しています。ゆずドリンク好きなら、

「ごっくん」以外も試してみては？

徳島県那賀町の木頭ゆず

古くからゆず酢を使った料理があったという徳島県那賀町《なかちょう》の旧木頭村《きとうそん》。寒暖差が激しいこの地は、積雪も少なく、ゆずを育てるのに適した場所と言われています。

この地で育ったゆずは「木頭ゆず」と呼ばれており、カラタチの木を使った接木ゆずがメインだそうです。また、全国に流通しているゆず苗にも、「木頭ゆず」が使われています。しかも果樹として、初めて朝日農業賞を受賞したという実績を持っている実力派のゆずなのです。

和歌山のゆず・ゆずの里古座川町平井

紀伊半島南部に巨石や奇岩が続く「日本の小桂林」とも呼ばれている町、古《こ》座川町《ざがわちょう》があります。この町の山間部の一番奥、源氏落人伝説も残る小さな集落でゆずが栽培されています。

きっかけは昭和四十年代、この地の中心的産業だった林業の衰退に伴い、新しく取り組み始めたのがゆずの栽培でした。ほかの地域同様、ゆずを使った様々な商品を開発するかたわら、廃校の校舎を利用してゆずを使った料理を提供しているそうです。また、このあたりは古座川の源流域にあたり、清らかな川と豊かな自然が多く残るエリア。リフレッシュを兼ねて訪れてみたいですね！

京都の秘境・ゆずの里水尾

京都駅から車でおよそ一時間。京都市とは思えないような自然豊かな秘境・水尾は、ゆずの里として有名です。ここは清和天皇ゆかりの地としても有名で、集落から徒歩三十分ほど山道を行くと「清和天皇陵」もあります。

集落にはいたるところでゆずの木を見ることができ、収穫の季節になると水尾のゆずを使ったゆず湯や鶏すきを堪能することができます。

ただし、これらをいただくためには予約が必須。柚子風呂振興連絡会で予約を受け付けているそうです。宿泊はできないそうなので、ご注意を。

人気スイーツも誕生！　安芸高田市の川根ゆず

広島県安芸高田《あきたかた》市には、樹齢百五十年を超える枯木ゆずを有する、ゆずの里があります。ここで作られている無農薬のゆずたちは「川根ゆず」と呼ばれ、苦みの成分「ナリンギン」が少ないのが特徴です。

様々なゆず商品があるなか、ここで有名なのが「柚子ヴぁたーケーキ。」です。二年以上の歳月をかけ、ゆず感たっぷりのバターケーキを完成させたとのこと。「FOODEX　美食女子」グランプリ二〇一五では金賞を受賞。ゆず好きへのお土産に選びたい一品です。

大分県・津江はゆず胡椒発祥の地？

九州から生まれたゆず胡椒。いまや人気のゆず薬味ですよね。発祥の地ではないかと言われている場所のひとつが、ゆずの産地でもある大分県日田《ひた》市の津《つ》江《え》と呼ばれる地区です。このあたりでは風邪をひいたときはゆず湯を飲むほか、ゆず玉の入ったお湯に浸かったり、ゆず果汁で酢のものを作ったり、皮はゆず胡椒にするなど、あますことなくゆずを使っているそうです。

日本最古のゆず産地、桂木ゆず

京都府の水尾も古くからゆず栽培が行われていましたが、同じく古くから栽培されていた場所として埼玉県の毛呂山町《もろやままち》があります。江戸後期には、既にこの地のお土産としてゆずが紹介されていたそうです。昭和初期には、「桂木柚子」として東京へ盛んに出荷をしていたという記録もあるとか。

もちろん今もゆずを栽培しており、全国有数の産地です。ここで栽培されたゆずは「桂木ゆず」という名前で流通しています。

宣伝活動も活発に行っており、二〇一六年一～二月上旬には、東武東上線の車両をゆずの広告のために、一編成丸ごと借り上げて話題になりました。東武東上線を使っている人は、広告を目にしたかもしれませんね。

三大実生ゆずの産地のひとつ、大阪府箕面

大阪の中心部から電車で一時間ほど内陸部に向かうと、美しい自然が残る箕面市があります。箕面駅からさらに車で三十分ほど進んだところにある止々呂《とどろ》美《み》地区は、日本三大実生ゆずの産地と言われている場所です。清らかな水と豊かな土、そして澄んだ空気に包まれて育ったゆずは、古いものだと樹齢五十年にもなるそうです。京都府水尾や埼玉県毛呂山町と同じように、古くからゆずが栽培されていた土地と言われています。

また、この場所で育てているゆずのほとんどは、接ぎ木柚子ではなく種から育てられた実生ゆずが中心です。私たちの「ゆらぎスタイル」があるのも箕面市。その製品も、箕面の実生ゆずを使っています。

ゆらぎスタイル日記――❺

ゆず加工で証明された知的障がい者の脳活性力！

老いも若きもストレスフルの現代人。脳の疲労が様々な病気の根源ではないかとさえ感じています。「ある日突然パニック障害になって休職中なんです」「もう三年も前からうつで……」

私のもとへ相談に来られる方も心の病で苦しみ、ご本人、ご家族が訪ねてくる件数は増えるばかりです。

そんなとき私は「ゆずからアロマオイルを蒸留するときに一緒に作業してみませんか？」と提案します。なぜそんな提案をするのか？　それはこんな出来事があったからです。

大阪府池田市にある園芸高校の生徒から、植物から天然精油を蒸留する実験をしてもらえないか？　と依頼を受けて学校で育てたローズマリー・ユーカリなど数種のハーブから蒸留をすることになりました。

その実験には自立支援コースの生徒も参加。癲癇《てんかん》発作を持病に抱える生徒もおり、蒸留の途中気分が悪くなる生徒が多数現れました。

そして今度はゆず皮から蒸留する実験を理科室で五日間実施。そこには自閉症・知的障がい者など自立支援コースの生徒五名も参加することになり、ドキドキで実験開始の初日の顔合わせ。対人恐怖症を抱える女子生徒は柱の陰から出てこない、自閉症の男子生徒は「無理・イヤ！」しか言わない、部屋の片隅には果汁を搾った直後の腐敗が早いゆずが積み上がっている状況です。

前途多難のスタートで半ば強引に皮・袋・種に分別する作業をしてもらったので、

（きっと明日はこの子らは来ないだろう）

と内心思いながら迎えた二日目の朝、一番にやってきたのが自立支援コースの生徒たちだったのです。黙々と作業をする姿がなんだか楽しそうに見えるのは気のせいでしょうか?

明らかに変化を感じた三日目の出来事。「先輩、サボらずにちゃんとやりましょう!」と力強い声で注意をしているのは対人恐怖症で柱にしがみついていた女子生徒ではないですか?! 近くに寄って話しかけると初日とは別人のように、テキパキと作業をこなしながら「楽しい!」って笑顔で答えてくれたのです。

変化を見せたのは彼女だけではなく、自閉症の男子生徒も「何かやりましょうか?」と周囲に自分から声をかけるようになりました。頼まれると笑顔で「はい」と、いい返事。たまたまなのか? 私は障がい者について専門の知識があるわけではなく、この状況が特別なことなのか判断できなかったので、すぐに自立支援コースの先生と社会福祉の専門家に見てもらうことにしたのです。

さっそく状況を見に来た指導者の方々は、明るく楽しそうに積極的に作業する生徒の姿に驚きを隠せない様子で、動画を撮り始めました。そして「これはすごいことです」と教えてくれました。

そして四日目・最終日の五日目のときには、休憩時間では一般の生徒と積極的に喋り、笑い、会話が弾んでいて、誰が自立支援コースの生徒かわからないほどでした。

後に半年経過したころ、私はゆずの脳への生理活性効果が一時的なものだったのか気になり学校を訪ねました。すると驚いたことに、知的障がい者で対人恐怖症の女子生徒は普通科のクラスの中でも成績が五番になり、社会福祉の専門学校に進学することになりそうだ、と先生から聞かされたのです。自閉症の男子生徒は声をかけると「はい、喜んで」と人とのコミュニケーションがとても良くなって変わった、と高評価のままだったのです。

そして何よりも見違えるように変化した我が子の姿にご両親が一番喜んでおられると、教えてもらったときは思わず感涙しました。

この現象はまさにゆずの脳への生理活性効果を証明してくれるようなものだと確信を持った瞬間でした。


奇跡的な変化を見せてくれた学校での出来事から、

「これを障がい者の就労支援の作業にすれば、知的障がい者の社会適応性が磨かれる環境になるし、ストレスフルで脳が疲労した人をきっと元気にしてくれる」

そう実感した私は「ゆずファクトリー」を作ることを決めたのです。

現在ゆずファクトリーには二人の障がい者がスタッフとして働いています。知的障がい者・自閉症ですが、年々仕事のスキルも上がり、接客もこなし、自分で考えて仕事ができるように成長し、各セクションの戦力となっています。

そしてゆずファクトリーで蒸留のときに作業に参加した、心の病で悩んでいるお客様が次々に社会復帰をされて「こんな日が戻ってくるなんて!」と喜ばれるときが、私たちの一番のやりがいとなっています。

冬の収穫期ともなれば、不登校の子どもを連れた親子、引きこもりがちだったシニアの方たち、地元の障がい者施設の子どもたち、小中学校の生徒らが加工体験に参加されるようになり、輪が広がりつつあります。

もともと元気な私はどうかって? ゆずファクトリーで作業をした日は、昼間でも「もう酔っ払っている? ほんま陽気!」と他人から呆れられています……。

ゆらぎスタイル日記――❻

ゆずのケアで、感動のリハビリ効果！

ゆずって本当に凄い！　と感動した出来事をご紹介します。

数年前、リハビリ型のデイサービス施設からこんな相談が舞い込んできました。

「脳卒中の後遺症で左半身に麻痺の後遺症がある男性をサポートしてくれないか？」

施設に向かうと、車イスに座っている六十前後の男性が待っておられました。体格は大柄で車イスと体の間に隙間《すきま》もなく、ムクミなのか太っているのか、お尻を浮かしてもきっと椅子から離れそうにないほど、重量は相当ありそうな感じです。

「この施設に来た限りはまず一分間立てるようになろう！　と、ご本人と目標を決めてリハビリプログラムを作ったものの、車椅子から上体が起こせないので前に進めない」

施設長が困った顔で状況を伝えられました。

左手は硬直したまま小指～中指にかけて曲がった状態、何かを掴むにも手の動きが不自由で、これでは立つ事は難しいだろうと感じ、まずハンドケアから試みてみることにしました。

ゆずをベースにしたケア剤を手首～肘の関節周辺まで塗布して、擦りながら筋肉の緩みを確認して、内側に曲がって硬直している指の関節をケアしていきました。すると若干手首が動き始めたのです。険しい顔だった男性が、

「何でだろう？　不思議だ！　手が軽くなっていく感じがわかる」

と、自分の左手をじっと見つめながら驚いた様子で言い出したのです。

少しずつ指の関節の可動域を観察しながら、さらにケアをしていくと左手がゆっくり開き始めました。五十一歳のとき、脳卒中で倒れ、命は助かったものの後遺症で開くことがなかった左手の中には八年間の垢が真っ黒になって、まるで消しゴムのカスをたくさん摑んでいるみたい！

手が動いた感動と手の平にこびりついた真っ黒の垢に驚くのとで、ご本人も私も顔は涙でグチャグチャになりながらゲラゲラ爆笑していたので、周囲には変な光景に映ったでしょうね。

「下の子がまだ中学生なんですよ、私はね～諦めたらあかん！と、ずっと自分に言いきかせてこの八年間いろいろやってきました。家族に迷惑かけっぱなしなんて情けないでしょ？

週に一回はプールに行き、麻雀で頭と手を動かすようにしたり、だからココにリハビリに力を入れた施設ができたって聞いて来たんです。なんとか車椅子生活から卒業してもう一回仕事ができるようになりたい」

と涙ながらに語られました。

「じゃあ、次は足のケアをしましょう！」

左足にゆずのケア剤を擦り込み皮膚が温かくなると同時に圧をかけてリンパの排出が良くなるように施すと、「あれ？　拷問のような痛みがない！実は毎週中国式のリンパマッサージを呼んで家でやってもらっているんです」

「そうだったんですか。それで痛くないのが不思議だったんですね！　ゆずは皮膚を温めて柔らかくしてくれるので、同じようにリンパケアをしても苦痛な痛みがないのが特長なんですよ」

説明しながら、さらに筋肉と硬～くなっている靭帯をゆっくりストレッチしていきました。

「この数年、毎日夕方になると膝から先を切断してもらったほうが楽なんじゃないかと思うほど痛くなり、つらくて耐えられなくて。中国式のリンパマッサージは拷問のように痛いけど足が軽くなるので、その日の夜はぐっすり寝れるんです。同じように足を触ってもらって痛くないのに、どんどん足の内側に刺激があって、ちょっと痛いけど気持ちいいのが不思議だなぁ」

ムクミでパンパンに張っていた足先から膝が柔らかくなったところで、私のケアは終了して、理学療法士にバトンタッチして施設を後にしました。

それから三日後、ご本人から店に電話がかかってきたのです。

「岡山さんありがとう！　この前ケアしてもらった次の日、プールのリハビリに行ったんです。そしたらいつもは二五メートルを歩くのがやっとだったのに、一〇〇メートルも歩けてトレーナーもびっくりしていましたよ。本当に嬉しい、おかげでリハビリがつらくなくなった。ゆずって凄いね！」

感涙されているのがこちらにも伝わり、受話器を下ろすときには涙腺崩壊の私。

翌日曜日には奥様と一緒に店を訪ねてきてくれたので、自宅でできるケアを奥様に伝授。「これで拷問のような激痛の中国式リンパマッサージに頼らなくても良くなりますね」って声をかけると、「諦めずに頑張ってきて良かった。おかげで希望が見えました」男性の笑顔が今でも目の奥に焼き付いています。

おわりに

二十七歳で結婚、二十九歳で娘を出産し、専業主婦だった私が予防セルフケアの普及を生涯の仕事にしようと決めたきっかけは、他界した前夫の突然の病でした。

突然倒れる一週間前、健康診断の結果が届き「去年より数値が良くなった！」と食事や運動、努力が報われ全ての数値が正常に改善して喜んでいた矢先の出来事だったので、まさに青天の霹靂《へきれき》でした。精密検査の結果、告げられた病名は「脳腫瘍」。

「今の状態だと長くて五年、余命は多分三年ぐらいですかね……」

さらっと告げられた余命宣告。（あの健康診断結果は何だったの？）という疑問が湧きました。

独身時代は会計事務所での八年間の事務職経験しかなく、医療や体のことなどまったく無知だった私はうろたえるしかなく、某大学病院の主治医から治療方針や薬について説明されても理解できないまま委《ゆだ》ねるしかなかったのです。

手術、化学治療など副作用に苦しみながらも希望を捨てずに挑んだものの、夫は四十代前半で天に召されていきました。

たび重なる痙攣発作、そのたびに救急搬送され、脳の画像を通じて知ったのは、腫瘍が脳の神経に僅《わず》かに触れただけで全身にこれだけの影響を与えるのかということ。驚きと同時に人体の不思議に触れ、「脳の神経を癒すことはできないものか？」時間を見つけては本屋に行き、今まで手にしたこともない医学や体の解剖にまつわる本を読み始めました。

当時はインターネットもなく情報収集は本が頼り……そんなとき、ふと目に入った「アロマテラピー」「リフレクソロジー」の書籍。（セラピーってなんだ？）反射学・植物療法・香りでリラックス？　それがセラピストへのきっかけとなり、気付けばもう十八年たちます。突然一家の大黒柱を失うことがどれほど大変な状況に追い詰められることなのかを経験し、心身の健康を守ることが一番大切だと気付いた者として、未病をケアすることの大切さをこれからも伝えていこうと思っています。

平成二十一年、地元・箕面《みのお》市の倉田哲郎市長と市職員の提案により「実生ゆず」を地域資源としてPR活動しなければ、今でも私はセラピストとしてケアサロンを生業《なりわい》にしていたでしょう。

「箕面にゆず？　どこで栽培されているんだろう？」

興味を抱きました。かねてからセラピーで使用する海外から輸入されるアロマオイルの信憑《しんぴょう》性に疑問を抱いていたことも重なり、「食べるものは、地産地消が良いなら、スキンケアやアロマだって地産地消が良い！」と思ったのです。

それからゆず農家を訪ねたのが始まりでした。ゆずが、山奥のとても厳しい環境で栽培されていることに驚き、今まで見たことがない丸くて大きなゆずの果実に感動しました。

ところが実生ゆずは太くて長い棘《とげ》がたくさんあり、傷ついたゆずは規格から外れます。果汁を搾った後は、油を多く含んでいるため焼却もできず堆肥《たいひ》にもできないので産業廃棄物扱いとなっていたのです。

「もったいない！　アロマオイルを抽出して希少性の高い地域資源・実生ゆずのブランド価値を高めましょう！」

思わず口から出た一言から、セラピストが製造業へ転身するという無謀なチャレンジに進むことになりました。

でも現実は厳しく、果汁を搾った後の腐敗しやすいゆずを扱うのは障壁だらけでした。それでも続けてこられたのは、本書で述べた数々の奇跡的な体験をしたからです。それがなかったら、高校の実験室をお借りした蒸留実験の五日間でチャレンジは終わっていたでしょう。借金してまで店舗を改装し、ゆず精油蒸留の工房「ゆずファクトリー」なんて作ってなかったと思います。

近年、目覚ましい勢いで植物の「ファイトケミカル」の効能が科学的に解明され、ゆずの機能性について各大学・研究機関から次々と論文が発表されています。明らかになるたびに昔の人は科学的知識もないのに、機能性を知っていたかのようにゆずを使ってきた、その知恵に尊敬の念を抱くばかりです。

私が本書を通じてお伝えしたいことはただひとつ！

健康長寿社会の実現に向けて、日本人が千年以上食べ続けてきたゆずを見直し、風味だけで終わらせるのはもったいないから活用しましょう！　ということです。ゆずを余すことなく使い切れば、きっとあなたのＱＯＬ（生活の質）の向上に役立ってくれると確信しています。

そして、もしあなたの大切な家族や周囲の人が「最近なんだか不調」「やる気が出ない」などと弱気になって呟《つぶや》いたときには、そっとゆずの香りで脳の疲れを癒してあげたり、お料理に使って元気な体に復活させてあげてください。

もちろんあなた自身もゆずで心と体を癒すセルフケアに役立ててくださいね。

私自身、今まではゆずを無駄なく使いこなして消費することに専念してきましたが、これからは日本の農作物ゆずの古くから伝わる自然療法をもっと新しい形で普及させ、家族同士・友人で癒し、癒され助け合う社会の実現を目指して「実生ゆず」の生育環境を守る側へも力を注いでいきたいと思います。

ＰＰＫ＝ピンピンコロリという言葉はご存知だと思いますが、私は日ごろ、高齢者対象の講座では参加者に次のスローガンを掲げてゆずを使ったセルフケアを覚えていただいています。

介護施設で入居された高齢者も体操教室に来られる高齢者も「やっぱり住み慣れた自分の家の布団で最期を迎えたい」とみなさんおっしゃられます。

そして親がおじいちゃん、おばあちゃんの介護で、ある日突然、留守が増えるようになり、孤独になった幼い子どもたちに心身の不調や悩みなど、様々な影響が出てきて家庭が一変してしまったご家族もたくさん見てきました。

誰も悪くないし、頑張っておられるのに……こんな人たちこそ幸せに暮らしてほしい！　そんな願いを込めて……

私が掲げたスローガン「スリーピース」ピン・ピン・パタッ！　三世代の平和を願い唱和しています。

ゆずパワーで心身の健康増進！　人生の最期は自宅で子や孫に看取《みと》られピン・ピン・パタッ！

塗って良し、食べて良し、香って良しのゆずで、三世代が助け合いながら暮らし、ささやかな日常の幸せが続きますように……。

「ゆらぎスタイル3PEACE活動」の普及をより一層全力で取り組んで参ります。その目標に向かう途中にあって、中間発表のようにこの本で、ゆずの素晴らしさをみなさまにお伝えできたことは、本当に幸運でした。本書が、みなさまの健康維持に役立つことを願っています。

最後になりましたが、本書の執筆にあたって、多くの方のご協力を賜りましたことに厚く御礼を申し上げます。ありがとうございました。

参考文献

【書籍・雑誌・新聞】

『ゆずが効く』平柳 要（主婦と生活社）

『ユズの香り〜柚子は日本が世界に誇れる柑橘』沢村正義（フレグランスジャーナル社）

『日本大百科全書』（小学館）

『大阪府豊能郡止々呂美村誌』（止々呂美村）

『健康』二〇〇二年二月号（主婦の友社）

『食品と容器』二〇一三年 VOL.54 NO.2（缶詰技術研究会）

『東京新聞』「ミカンの効能糖尿病リスク減 農研機構10年間調査」二〇一六年四月二十五日付

『日本経済新聞』「ユズ種子オイルにアトピー抑制効果 高知大・馬路村農協が研究」二〇一二年五月十一日付

【論文】

「高知県産ゆずを用いた足湯の効果に関する研究」高知大学医学部看護学科 橋本結花、藤井誠

「各種機能性成分を有した国産農産物（国産柑橘類）」独立行政法人農業食品産業技術総合研究機構食品総合研究所 石川（高野）裕子

「カンキツ果実の機能性成分の検索とその有効利用に関する研究」近畿中国四国農業研究センター 野方洋一

【ウェブサイト】
大塚チルド食品株式会社「植物と乳酸菌のチカラ」www.otsuka-chilled.co.jp/power
オリザ油化株式会社　http://www.oryza.co.jp/product/detail/yuzu_seed_extract_igai.html
江崎グリコ株式会社　www.glico.co.jp/laboratory/health_science/hesperidin/
毛呂山町HP　http://www.town.moroyama.saitama.jp/www/contents/1285041220389/index.html
ゆらぎスタイル　http://yuragi.co.jp/

著者紹介
岡山栄子（おかやま　えいこ）
有限会社re・make代表取締役。Pyuton Yuragist Association Japan（PYAJ）代表理事。ゆらぎカレッジ代表。
2000年、リフレクソロジーサロン「re・make」を開業。2005年、会社を法人化。2009年、事業計画「yuragistによる心身の健康増進サポート活動事業」が大阪府より経営革新企業に承認される。2012年、サロン経営の傍ら、地元・箕面の希少な特産品「実生ゆず」を使い、天然成分100%のスキンケア製品の開発に成功。「NHKニューテラス関西」でその取り組みが紹介される。2013年、Pyuton Yuragist Association Japan（PYAJ）を設立。「実生ゆず」の活用と普及に力を入れ、地域活性化にも貢献している。

監修者紹介
山分ネルソン祥興（やまわけ　ねるそん　よしおき）
1973年、マレーシア生まれ。医師、薬剤師。イギリス ケンブリッジ大学GCE 'OLevel 7A1Bを取得するが、幼少から憧れだった日本に高校卒業後、単身留学。北海道大学薬学部薬学研究科博士課程前期修了。大阪大学医学部卒業。2005年、市立豊中病院産婦人科勤務。2010年、聖バルナバ病院 産婦人科勤務を経て、2013年、女性が乳腺及び子宮の悩みを同時に相談できるように、乳腺外科と産婦人科を併設したユニークな希咲クリニックを設立。英語、中国語などの外国語に対応できる産婦人科医院として医療に従事するかたわら、講座・講演など、地域と連携し、堅苦しくなく医学が学べる活動に取り組む。また、日本及び東南アジアに恩返しするために、日本と東南アジア諸国との架け橋としても積極的に取り組んでいる。

編集協力――ミノシマタカコ
イラスト――大平朋子

本書は、書き下ろし作品です。

PHP文庫　病気にならない「ゆず」健康法

2017年1月18日　第1版第1刷
2023年2月16日　第1版第3刷

著　者　岡山栄子
監修者　山分ネルソン祥興
発行者　永田貴之
発行所　株式会社PHP研究所
東京本部　〒135-8137 江東区豊洲5-6-52
ビジネス・教養出版部　☎03-3520-9617(編集)
普及部　☎03-3520-9630(販売)
京都本部　〒601-8411 京都市南区西九条北ノ内町11

PHP INTERFACE　https://www.php.co.jp/

組　版　アイムデザイン株式会社
印刷所
製本所　大日本印刷株式会社

ISBN978-4-569-76656-0

PHP文庫

免疫力が上がる生活 下がる生活

安保 徹 著

食生活から睡眠、散歩などの生活習慣まで、免疫力を高める21の方法をアドバイス。イラスト満載。見るだけでわかる安保免疫学の決定版。

PHP文庫

医者いらずの「生姜《しょうが》」事典

石原結實　著

やせる！　若返る！　病気が治る！　きれいになる！　生姜の力を実感する人が続出！　ジンジャーブームの火つけ役がおくる、生姜本の決定版。

PHP文庫

毒を出す食 ためる食

食べてカラダをキレイにする40の法則

蓮村 誠 著

「ヨーグルトがおなかにいい、はウソ！」
など、アーユルヴェーダ医療の第一人者
が、健康食の真偽と、より健康になる食べ
方を大公開！

PHP文庫

「体の痛み」の9割は自分で治せる

たった90秒！　超簡単セルフ整体術

鮎川史園　著

腰、肩、首など体の痛みの9割は、自分で治せる！　整形外科医も認めた、たったの90秒で実践できる「超簡単セルフ整体術」を大公開！

PHP文庫

「ゆっくり動く」と人生が変わる

副交感神経アップで、心と体の「不調」が消える！

小林弘幸 著

ベストセラー『なぜ、「これ」は健康にいいのか？』の著者が、「ゆっくり動く・話す」だけで心と体の不調が治る驚異の健康法を伝授！

PHP文庫

「朝に弱い」が治る本

スッキリした目覚めを手に入れる習慣

鴨下一郎 著

「朝に弱い」のは本当に低血圧のせい？

――いつまでもベッドから起きられない現代人に、ぐっすり眠り、スッキリ目覚める秘訣を大公開！

PHP文庫

医者に命を預けるな

中村仁一 著

病気になっても医者が何とかしてくれる――こんなふうに思っている読者は要注意！ 患者が知らない「医療への盲信」の危険に警鐘を鳴らす。

PHP文庫

「きれい」と言われる女性が気をつけていること

アダム徳永 著

女性の輝きは内面から生まれるもの。「映画のヒロインのつもりで生きる」など、キレイな女性になるためのちょっとした習慣を紹介する本。

PHP文庫

なぜかうまくいっている女《ひと》の心のもち方

有川真由美　著

50もの仕事に就いた経験のある著者が、職場でうまくいっている女性を徹底分析。苦しい仕事が明日から楽しくなるためのコツを紹介。

PHP文庫

世界一の美女を創る72の言葉

イネス・リグロン 著

日本女性は、だれもが輝きを秘めたダイヤモンドの原石！ 普通の女の子をミス・ユニバースに育て上げた、イネスの魔法の言葉をあなたに。

PHP文庫

ココ・シャネル 女を磨く言葉

高野てるみ 著

媚びない、おもねらない、妥協しない──。
女性の自由を勝ち取った稀代のデザイナー
ココ・シャネルから、あなたへ贈る60のメッセージ。